치매 강의노트

치매대상자와 간병인을 위한 케어 노하우

치매 강의노트

고성희 이영희

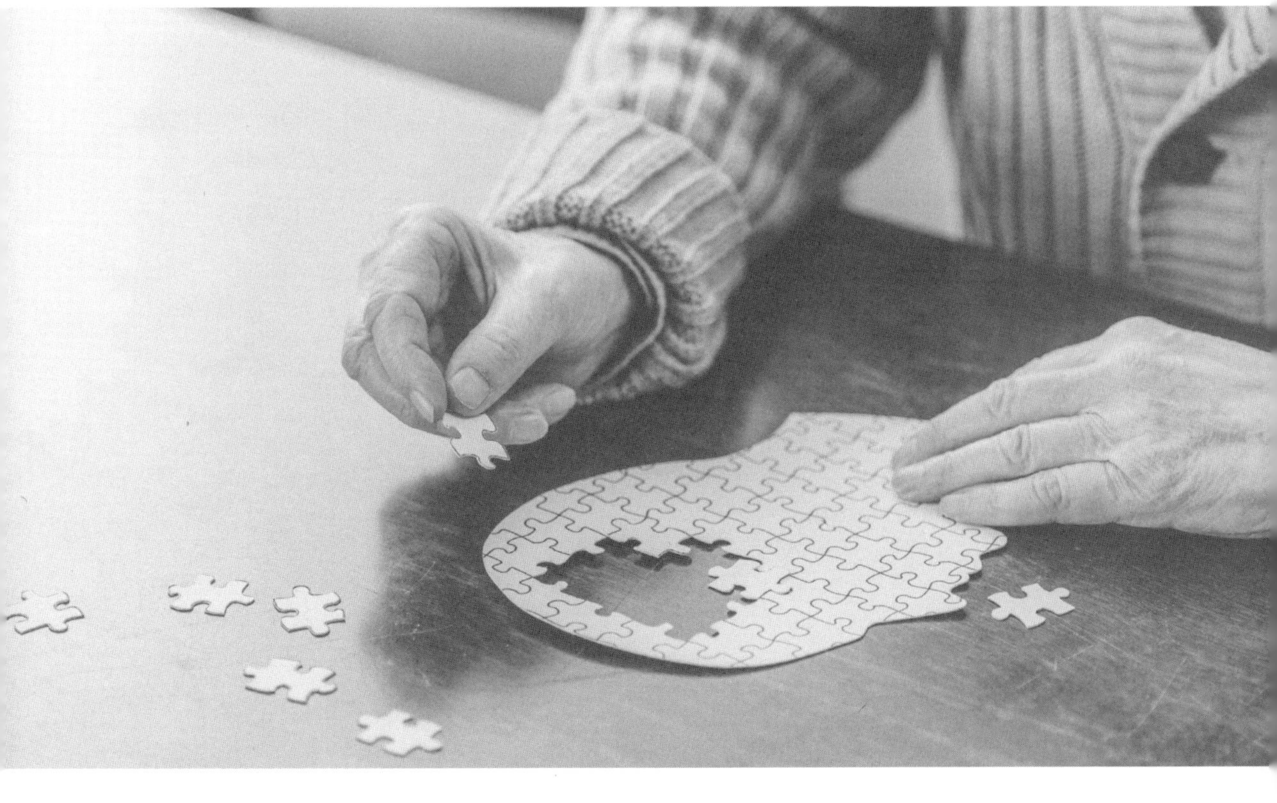

전북대학교
출판문화원

| 머리말 |

노인인구의 급증에 따른 치매노인의 증가는 자명한 사실이다. 치매는 이제 대상자 본인뿐만 아니라 가족, 나아가서는 사회, 국가를 위협하는 요인이 되었다. 정부는 2017년 치매국가책임제의 발표를 통해 개인과 가족에게 오롯이 짐 지웠던 부담을 사회와 국가가 나누어 짊어지며 공동으로 대처하겠다는 의지를 표명한 바 있다. 이러한 정부의 치매정책 패러다임의 변화에 핵심을 이루는 부분이 치매 예방 및 조기발견에 있다. 병원과 지역사회를 중심으로 전문가 중심의 케어에서 이제는 일반인 및 치매 가족들이 치매에 관해 전문가 수준이 되어야 하는 시기가 아닐까 생각한다. 그러한 관점에서 일반인 대상으로 치매에 대한 관심과 이해를 증진시키며, 이를 기반으로 다양한 차원의 치매관리 자원의 개발 및 발굴에 도움이 될 수 있도록 내용과 질적 수준을 높였다.

본 저서는 지난 3년간 전북대 평생교육원 주관 하에 전주를 위시하여 고창, 순창, 부안 등지에서 강의한 자료 중 일부 내용에 대한 보충 설명을 위해 강의노트 형식으로 제작되었으며, 총 3부로 구성되었다.

제1부에서는 치매대상자들의 대부분을 점유하고 있는 노인에 대한 정의 및 과제를 살펴본 후, 치매의 유병률, 치매와 밀접한 관련을 가지고 있는 인간의 뇌brain의 구조와 기능, 치매에 대한 개괄적인 이해를 위한 치매의 정의, 증상, 원인, 분류, 치료 및

치매의 예방법 등을 다루었다.

제2부에서는 치매대상자 케어를 위해서 기본적으로 알고 있어야 할 사항, 즉 의사소통 방법, 영양과 식사, 개인위생과 배설 그리고 치매대상자가 가지고 있는 각종 문제행동과 관리 방법, 환경 및 안전 관리, 치매대상자에게 발생할 수 있는 응급상황과 대처 방법 등에 대해서 실제적인 안내와 지침을 제공하였다.

제3부에서는 치매대상자의 가족에게 중요한 이슈인 가족의 역할, 스트레스와 부양 부담감, 복지서비스 종류와 활용방법, 인권 및 학대 문제 등에 관해 생각하도록 하면서, 치매대상자는 물론 가족의 삶의 질 증진에 초점을 두었다.

여기에 소개된 내용들은 엄밀하게 말한다면 내 것이라고 소유를 주장할 만한 것이 거의 없다. 치매로 고통받지 않는 세상을 위해 연구하신 분들의 저작물들을 공부한 결과 중 부끄러울 만큼 작은 부분을 조금 나누는 데 불과하다. 본 저서에 자료 사용을 허락해주신 교수님들과 기관들에 감사드린다.

치매로 작고하신 어머니를 추억하고 그리워하며 치매를 앓는 이들과 가족들에게 이 저서를 바친다. 미력하나마 본 저서가 치매와 그 관리에 대해 더 잘 이해하도록 하며, 이를 기반으로 치매대상자에게 발생되는 각종 문제와 어려움에 좀 더 효과적으로 대처하는데 도움이 되기를 바란다. 그뿐 아니라 본 저서에 수록된 정보들이 주변에 널리 나누어지며, 치매로 힘들어하는 사람들을 지원하고 상담하는 데도 도움이 되기를 소망해본다. 끝으로 저술 지원과 편집을 위해 수고를 아끼지 않으신 전북대학교 출판문화원 및 임직원 여러분께도 깊은 감사를 드린다.

2018년 11월 저자 대표 고성희

| 목차 |

제1부

노인과 치매

1장. 노인의 정의와 과제

2장. 치매의 이해

3장. 치매의 조기발견과 예방

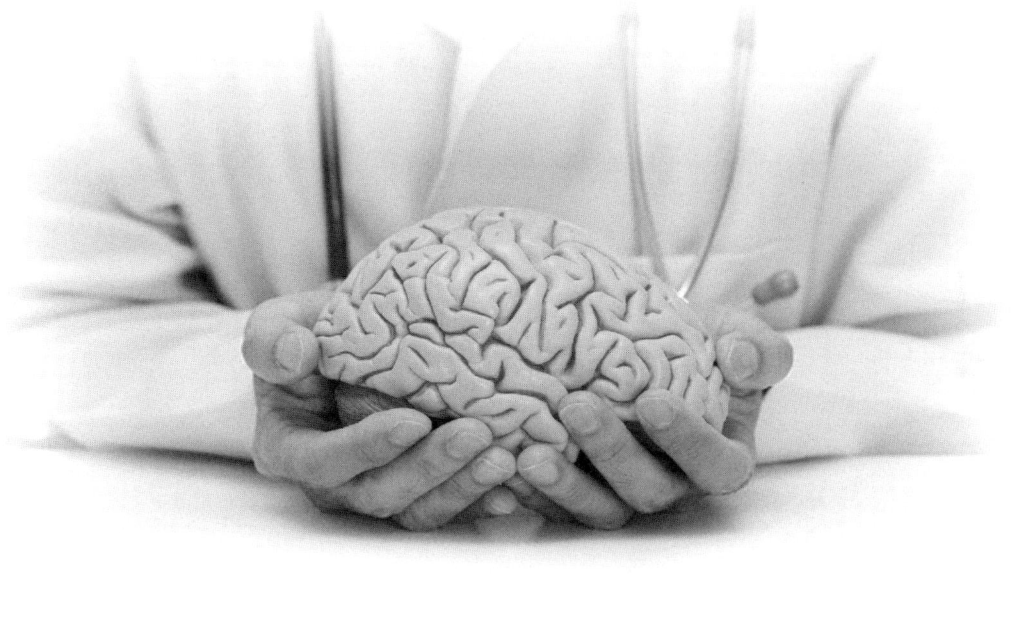

01

노인의 정의와 과제

1. 노인의 정의

1) 노인 연령 구분

(1) 연령(age): 생의 주기 및 발달단계와 노화 상태를 지칭할 때 가장 보편적으로 사용되는 개념

- 생물학적 연령biological age: 신체적, 생리적 건강상태 반영
- 심리적 연령psychological age: 인지기능, 성격, 정서 등 심리적 발달 수준 반영
- 역연령chronological age: 출생일로부터 계산
- 사회적 연령social age: 사회적 지위, 역할, 권리와 의무 등 사회의 기대 반영
- 기능적 연령functional age: 실제 활동기능 반영

(2) 노인의 연령 구분: 다양함

■ 법령에서의 노인 연령 규정

- 고령자고용촉진법: 고령자는 만55세 이상, 준고령자는 만50세 이상 55세 미만
- 노인복지법 및 국민기초생활보장법: 만65세 이상
- 국민연금법: 만60세 이상
- 노인장기요양보험법: 만65세 이상 또는 노인성 질병을 가진 만 65세 미만

■ 역연령에 따른 구분

• 65-74세: 경노인young-old

• 75-84세: 중노인middle-old

• 85세이상: 상노인old-old

• 95세이상: 최상노인elite-old

■ 주관적 연령

• 감성연령

• 행동연령

• 외모연령

• 관심사연령

2) 노인 관련 용어

(1) 노인 관련 용어의 다양한 표기

elderly, senior, older person(people), older adult, old age, later life 등

(2) 노화와 노쇠

■ 노화aging: 유기체가 시간이 경과하면서 정상적으로 변화하는 과정

• 노화의 특성

- 모든 유기체에게 공통적으로 나타남
- 시간의 경과에 따라 진행됨
- 노화의 속도는 개인마다 다름
- 노화는 막을 수 없고 역행할 수 없음
- 결국에는 사망에 이름

- ■ 노쇠senescence: 노화과정 중에서 급격히 쇠퇴하는 마지막 단계

(3) 학문적 용어

- 노인병학geriatrics: 노인의 병을 중점적으로 다루는 학문
- 노년학gerontology: 노인의 문제를 다각적인 차원에서 종합적으로 접근하는 학문
- 노인병 간호학geriatric nursing: 노인병학의 지식을 간호학에 적용하는 학문
- 노인간호학gerontological nursing: 노년학의 지식을 간호학에 적용하는 학문

(4) 사회적 용어

- 고령화사회aging society: 65세 이상 노인 인구가 전 인구의 7% 이상을 차지하는 사회
- 고령사회aged society: 65세 이상 노인 인구가 전 인구의 14% 이상을 차지하는 사회
- 초고령사회super-aged society: 65세 이상 노인 인구가 전 인구의 20% 이상을 차지하는 사회

(5) 인구학적 용어

- 수명: 출생부터 사망까지의 기간
- 여명: 현재부터 앞으로 사망하기까지의 기간
- 기대여명: 어느 연령에 도달한 사람이 그 이후 몇 년이나 생존할 수 있는가를 계산한 평균 생존 년수
- 평균수명: 0세의 출생자가 향후 생존할 것으로 기대되는 평균 생존 년수
  0세의 기대여명이라고도 함
  2016년 82.4세, 남 79.3세, 여 85.4세(통계청 2017년 12월 자료)
- 기대수명: 출생 직후부터 생존할 것으로 기대되는 평균 생존 년수

- 건강수명: 전체 평균수명에서 질병이나 부상으로 고통 받은 기간을 제외한 건강한 삶을 유지한 기간. 유병기간을 제외한 건강의 질적 측면을 고려한 수명 2016년 64.9세(통계청 2017년 12월 자료)

(6) 노령화지수 및 노년부양비

- 노령화지수: 유년인구에 대한 노인인구의 비율
  (65세 이상 인구/0-14세 이상 인구)×100
- 노년부양비: 생산력이 있는 인구 대비 부양을 받아야 하는 노인인구
  (65세 이상 인구/15-64세 인구)×100
- 수정노년부양비: 생산력 있는 인구 중 실제 생산에 종사할 수 있는 인구의 비율을 21세에서 54세까지의 인구로 보고 이에 대한 은퇴시기 이후 노인인구의 비율
  (55세 이상 인구/21-54세 인구)×100

3) 노인 인구현황

- 2017년 우리 나라 전체 인구는 5,114만 6천 명으로, 이 중 65세 이상은 13.8%인 707만 6천 명임. 2060년에는 65세 이상 인구가 41.0%까지 늘어날 전망임
- 연령별로 살펴보면, 65~69세와 70~79세는 비중이 감소하는 반면, 80세 이상의 비중은 지속적으로 증가할 전망임(그림 1-1)
- 2017년 인구 피라미드는 30~50대가 두터운 항아리 형태이며, 2060년에는 고령화로 인하여 60대 이상이 두터운 모습으로 변화될 전망임(그림 1-2)
- 한국: 고령화 속도가 빠름(표 1-1)

그림 1-1 고령자의 연령대별 구성비

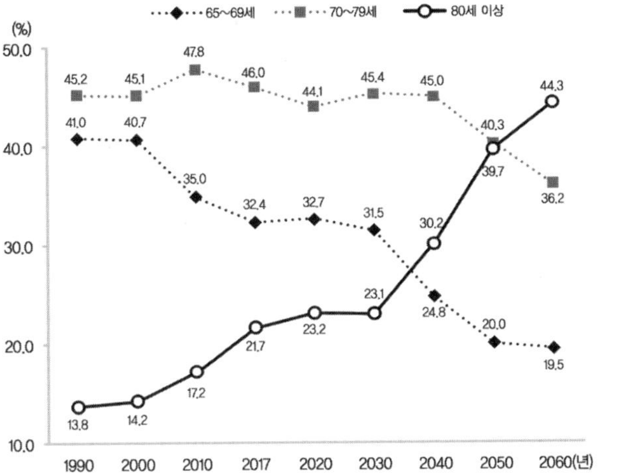

출처: 통계청(2017)

그림 1-2 인구 피라미드

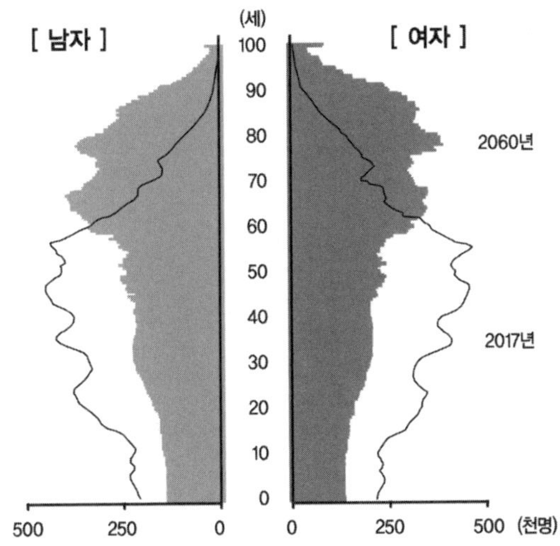

출처: 통계청(2017)

표 1-1 주요 국가의 고령화 속도 비교 (단위: 년)

국가	65세 이상 인구 비율(도달 연차)			경과 연수	
	7%	14%	20%	7%→14%	14%→20%
한국	1999	2017	2025	18	8
일본	1970	1994	2005	24	11
독일	1932	1972	2009	40	37
영국	1929	1975	2027	46	52
미국	1942	2014	2031	17	
스웨덴	1887	1972	2015	85	43
프랑스	1864	1990	2020	30	

주: 1. 국가 배열은 7%→14% 경과 연수가 짧은 국가 순

자료: 東京大學高齡社會總合研究機構, 「東大がつくった高齡社會の教科書」를 바탕으로 국회예산정책처 작성

출처: 국회예산정책처(2017)에서 작성한 자료 중 일부를 발췌한 것임

2. 노인의 과제

1) 노년기 발달 및 성격

(1) 노년기 발달

- 인간의 발달에는 각 시기마다 특정 단계가 있음. 이를 생의 주기life cycle라고 함
- 인간 발달이론가와 그 이론을 소개하면 다음과 같음

■ 발달이론가: 융Carl Gustav Jung(1875–1961)

- 과거뿐 아니라 미래의 삶의 경험에도 관심을 둠
- 개인의 발달과정에서 심리사회적인 영향의 중요성 강조
- 성인의 성격발달에 관심을 둔 최초의 학자
- 노년기: 인생의 마감을 앞두고 자신에 대해 진지하게 관심을 가짐. 죽음 앞에서 생의 본질을 이해하려함

- 사후생도 생 자체의 연속으로 간주함

■ 발달이론가: 에릭슨Erik Homburger Erikson(1902–1994)

- 인간은 다음 8단계의 심리사회적 단계를 거쳐 발달
- 각 단계에는 성취해야 할 발달과제가 있음
  - 구강기(0~1세): 신뢰 대 불신
  - 항문기(2~3세): 자율성 대 수치
  - 남근기(4~5세): 주도성 대 죄의식
  - 잠복기(6~11세): 근면성 대 열등감
  - 청년기(12~18세): 정체감 대 역할혼란
  - 성인 초기(20~35세, 40세): 친밀감 대 고립감
  - 성인 중기(40~60세): 생산성 대 자기침체
  - 성인 후기(60세~): 자아통합 대 절망

■ 발달이론가: 헤비거스트Robert J. Havighurst(1900–1991)

- 인간의 생애를 연령에 따라 7단계로 나누고 60세 이후의 발달과제를 구체적으로 제시함
- 과제의 성공적인 달성은 개인에게 행복감을 주고 다음 단계의 과제 달성을 용이하게 함
- 60세 이후의 발달과제
  - 약화되는 신체적 힘과 건강에의 적응
  - 퇴직과 경제적 수입 감소에의 적응
  - 배우자 죽음에의 적응
  - 동년배 집단과의 유대관계 강화
  - 사회적 역할의 융통성 있는 수행과 적응
  - 생활에 적합한 물리적 환경 조성

(2) 노인의 성격특성

- 우울증 경향의 증가
- 내향성 및 수동성의 증가
- 성역할 자각의 변화
- 경직성의 증가
- 조심성의 증가
- 친근한 사물에 대한 애착심
- 유산을 남기려는 마음
- 의존성의 증가

(3) 노화와 성격유형

- 성숙형
  - 노년기의 자기 자신을 현실 그대로 받아들이고 일상적인 활동이나 대인관계에 대해 만족을 느낌
- 은둔형
  - 일생 동안 지녔던 무거운 책임을 벗고 복잡한 대인관계와 사회활동에서 해방되어 조용히 지내게 된 것을 다행스럽게 여김
- 무장형
  - 노화에 대한 불안 방어를 위하여 사회적 활동 및 기능을 계속 유지함
- 분노형
  - 젊은 시절의 인생 목표를 달성하지 못하고 늙어 버린 데 대해 매우 비통해함
- 자학형
  - 인생을 실패로 보고 애통해 하지만, 실패의 원인을 자기 자신에게 돌리고 자신을 꾸짖음

※ 성숙형, 은둔형, 무장형은 비교적 잘 적응한 경우

※ 분노형, 자학형은 부적응적일 수 있음

2) 노인에 대한 고정관념 및 차별

(1) 노인에 대한 고정관념

■ 고정관념이란

- 개인적인 경험에 근거한 일반화된 신념이나 의견
- 긍정적일 수도 있으나 대다수는 부정적
- 객관적인 정보에 근거하지 않고 사람들에게 영향을 미침
- 차별적인 행동으로 이어짐

■ 고정관념이 생기는 이유

- 권위주의적 성격이론: 교육수준이 낮고 융통성이 없으며 불신하고 불안정한 사람은 편견을 가짐
- 좌절-공격 가설: 좌절을 경험하게 되면 공격적인 행동이 나타나게 됨. 특히 삶에서 가난과 낮은 지위로 좌절을 많이 경험한 사람은 다른 사람에게 공격적인데, 그 표현방식 중 하나가 편견임
- 선택적 지각이론: 자신이 보고자 기대하는 것을 보고, 볼 것으로 기대하지 않은 것은 선택적으로 무시함

■ 고정관념의 결과와 의미

- 연령차별의 영속화: 대립과 차별대우 초래
- 모든 사람에게 노화에 대한 두려움을 촉진시킴: 안녕감 저하, 삶의 만족감 저하

■ 고정관념을 줄이는 방법

- 고정관념 깨뜨리기: 노년기에 중요한 성과를 낸 사람들에게 주의 기울이기
- 긍정적인 것 강조하기

(2) 노인차별

■ 연령차별

- 에이지즘ageism
- 노인에 대한 혐오와 증오 그리고 편견과 연령을 근거로 한 차별의 형태
- 1975년 로버트 버틀러Robert Butler가 처음 거론
- 고령자 차별은 사회문제 중 하나
- 연령차별이 직접적으로 노인들에게 영향을 미침
- 인종차별, 성차별에 이은 제3의 차별로 불림
- 버틀러: "노인의 비극은 개개인이 나이 들어서 죽어야만 하는 것이 아니라, 그 시기에 극심하게 고통스럽고 굴욕감을 느끼며 쇠약해져서 외롭게 되는 것이다"라고 말함
- 생물학적 노화 이외에 역사적, 사회적, 문화적, 심리적 힘에 의해 야기되고 제도화됨

■ 차별을 줄이는 방법

- 긍정적인 노화 강조: 펄모어Palmore EB
- 긍정적인 노화: 친절, 지혜, 의지가 됨, 부유함, 정치력, 자유, 영원한 젊음, 행복 등에 가치를 부여하려는 태도나 행동
- 노화, 노인에 대한 균형 잡힌 시각과 과학적인 인식 필요
- 노인 개개인이 살아오면서 부정적인 면과 긍정적인 면을 모두 가지고 있다는 것과, 존엄성을 지닌 존재라는 것을 사회가 수용해야 함. 존엄이란 인간 존재 그 자체에 대한 인권임

3) 노인의 4고(四苦)와 해결방안

(1) 노인의 4고

- 노년기에 따르는 사회생활상의 갖가지 곤란 즉, 한 인간으로서의 사회생활의 기본 욕구가 충족되지 않은 상태
- 노년기의 기본 욕구는 경제적 안정, 직업적 안정, 가족관계의 안정, 의료와 건강의 보장, 교육의 기회, 사회협동의 기회, 문화・오락의 기회임
- 소득상실로 인한 경제적 문제, 건강의 약화로 인한 의료지원문제, 일정한 역할의 상실 문제, 기나긴 여가시간에 따른 심리사회적 고독의 문제를 줄여서 병고, 빈곤고, 고독고, 무위고라고 함

■ 병고

- 노인성 질환은 만성성이 특징
- 종류도 다양하며 개인차도 큼
- 전반적인 건강상태 악화, 합병증 동반
- 신체건강은 정신건강에도 영향미침
- 질병은 생산활동에 영향을 미치며 고독, 역할상실, 소외 등의 문제를 유발함

■ 빈곤고

- 은퇴 후 노후대책 미비, 생활수준 저하
- 저소득층, 독거 노인
- 단기적으로는 질병이 빈곤에 영향을 미치나, 장기적으로는 빈곤이 건강 및 질병에 영향을 미침
- 연로할수록 의료비 증가로 경제적 어려움

■ 고독고

- 역할변화와 역할상실, 관계상실 경험
- 사회적 지지망의 양적, 질적 축소
- 역할변화, 가족구조의 변화, 결혼상태의 변화 등으로 고독감 초래
- 신체건강상태가 좋지 않거나, 경제적 어려움이 있을 때 활동반경 좁아짐
- 정서적 고독은 의미있고 절친한 관계의 상실에서 발생하며, 사회적 고독은 사회참여에 대한 여건이 조성되지 않을 때 생김

■ 무위고(역할없음)

- 가족 및 사회 내 역할 상실로 노인의 정체성 변화
- 은퇴, 배우자 사망
- 높아진 학력수준에도 불구하고 노인은 무능한 존재로 인식
- 노인은 역할상실로 인해 고통을 받으며, 사회적 참여를 통한 역할수행이 노인의 안녕감에 기여함
- 역할상실과 관련된 개념인 사회활동의 제약으로 인해 고독을 느낌

참고 65세 이상 노인의 현재 걱정 및 고민사항

응답자수 10,540(명)

없음 11.9(%)	배우자의 건강 및 기능 악화 1.6(%)
자신의 건강 및 기능 악화 51.3(%)	배우자와의 관계 1.3(%)
경제적 어려움 18.0(%)	주거문제 1.0(%)
자녀와의 관계 4.5(%)	자녀의 건강 및 기능 악화 0.7(%)
자녀 결혼 2.7(%)	자녀의 경제적 어려움 0.7(%)
소외 및 고독감 2.6(%)	친구와의 관계 0.2(%)
무료함 1.8(%)	기타 1.6(%)

출처: 통계청(2015)

(2) 노인 4고의 해결방안

- 노인의 사회참여 확대
- 경제활동 기회 제공
- 체계적인 노후설계 지원
- 탄력 퇴직제(조기 퇴직 방지, 고령빈곤 완화 목적)
  - 평균 퇴직연령 53세
  - 외국의 퇴직연령 상향 조정 현황: 스웨덴(75세), 영국(68세), 독일(67세), 일본(65세)
  - 우리나라 법정 노인 연령 기준을 현 65세에서 70세로 상향 조정 방안 고려 중
- 기초노령연금 증액
- 시니어 디스카운트 제도 도입
- 노인 인구 천만시대 대비: 노인복지청 설립 제의
- 전통적인 가족관계의 회복과 유지 방안 모색(http://hyo.djjunggu.go.kr/html/hyo/)

참고 미국의 시니어 디스카운트 제도

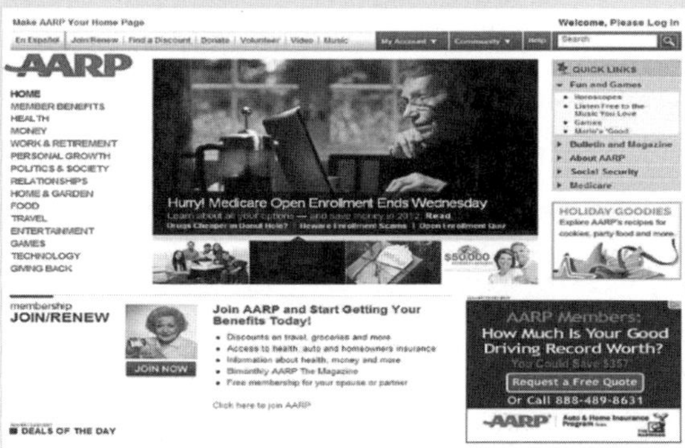

50세 이상의 은퇴자이면 누구든 미국 은퇴자 협회 웹사이트(www.aarp.org)의 멤버로 가입(1년기준 US $ 12.50)할 수 있고, 상시 사용할 수 있는 시니어 디스카운트 카드를 만들 수 있다. 이곳에 가입하면 레스토랑, 호텔, 렌트카, 크루즈 등 여행상품부터 건강 상품, 보험에 이르기까지 다양한 분야에서 가격할인 혜택을 받을 수 있다.

출처: 미국 은퇴자협회 http://www.aarp.org

4) 성공적 노화

(1) 성공적 노화의 개념(Ryff, 1989)

- 자기수용
- 타인과의 긍정적인 관계
- 자기 결정적이며 독립적임(자율성)
- 환경에의 숙달
- 인생의 목표
- 계속 발달한다는 느낌을 가짐(개인적인 성장)

(2) 성공적 노화의 구성요소(Blazer, 1998)

- 활력
- 회복력
- 적응력
- 자율과 통제
- 통합
- 지혜
- 사회적 통합

(3) 성공적인 노화를 촉진하는 요인

- 건강습관의 증진
- 운동
- 이차 예방: 질병의 조기진단과 조기치료
- 평생학습
- 활동

5) 노년기의 죽음 준비

(1) 죽음

① 죽음의 정의

- 사전적 의미: 생명활동이 정지되어 다시 원상태로 돌아오지 않는 생물의 상태
- 의학적 죽음
  - 심장정지설: 심장의 활동이 정지한 시점
  - 뇌사설: 뇌 특히 뇌간(숨골)의 기능이 완전히 상실한 경우

  cf) 식물인간: 대뇌와 소뇌의 기능은 소실되었으나 뇌간이 살아 있어서 인공호흡기를 부착하지 않고 영양공급만으로도 생체징후가 지속되는 경우
- 안락사와 존엄사
  - 안락사: 적극적 안락사를 의미함. 환자의 생명을 끊는 것
  - 존엄사: 소극적 안락사를 의미함. 존엄적 안락사라고도 함. 죽음 촉진행동은 취하지 않으나 생명을 연장시킬 수 있는 치료를 의도적으로 생략함으로써 죽음을 초래하는 것

② 임종과 죽음의 심리적 단계: 퀴블러 로스

- 부정denial: 위중하다는 의학적 증거를 믿으려 하지 않음
- 분노anger: 의료진과 가족, 그리고 모든 건강인에게 화를 냄
- 협상bargaining: 운명, 신, 하늘에 좀더 생명연장을 요청함
- 우울depression: 직장과 건강의 상실을 인정하고 이를 애도함
- 수용acceptance

※모든 사람이 다섯 단계를 다 거치는 것은 아님.

③ 좋은 죽음

- 좋은 죽음이란 '복 있는 죽음'을 의미하며, 여기에는 포함되는 의미는 다음과

같음(김미혜 외, 2004)

- 부모를 앞선 자녀가 없는 죽음
- 자녀가 임종을 지켜주는 죽음
- 자식에게 부담주지 않는 죽음
- 부모 노릇 다하고 맞는 죽음
- 고통 없는 죽음
- 천수를 다한 죽음
- 준비된 죽음

(2) 죽음 준비

① 죽음준비의 필요성

- 죽음학자이자 신부인 알폰스 디켄 교수의 죽음준비교육의 목표
  - 죽음에 이르는 심리변화를 이해함
  - 죽음의 의미를 사색함
  - 비탄교육에 대해 배움
  - 극단적인 죽음의 공포를 줄이고 불안한 심리적 부담을 제거함
  - 죽음 기피증을 제거함
  - 자살을 생각하는 사람의 심리를 이해하고 예방할 방법을 배움
  - 말기 암환자의 알권리에 대해 새롭게 인식함
  - 죽음과 관련된 윤리적 문제를 배움
  - 사망과 의학 및 법률에 관한 여러 문제를 배움
  - 장의의 의미와 역할에 대해 배움
  - 주어진 삶이 제한적임을 인식하고 가치관을 재정립함
  - 죽음의 예술을 배움
  - 죽음 철학을 탐구함
  - 여러 종교가 제시하는 관점에서 죽음에 대한 내용을 배움

- 사후의 생명에 대해 적극적으로 탐구함

② 죽음준비를 위해 알고 있어야 할 것들

■ 웰다잉법

- 정식 명칭은 "호스피스 완화 의료 및 임종 과정에 있는 환자의 연명의료 결정에 관한 법률"임
- 2013년 대통령 직속 국가생명윤리심의위원회는 연명의료 결정에 대한 입법을 권고함
- 2016년 1월 8일 국회 본회의를 통과함. 유예기간을 거쳐 2018년 2월 4일부터 시행
- 환자 의향을 존중하여 연명치료를 시행하지 않거나 중단할 수 있는 제도적 장치가 마련됨. 즉, 이 법안의 통과로 회복 가능성이 없는 환자가 자기결정에 따라 무의미한 연명치료를 중단할 길이 열림
- 사전연명의료의향서 또는 연명의료계획서를 남겼거나 가족 2명 이상이 평소 환자의 뜻이라고 진술하면 의사 2명의 확인을 거쳐 연명치료를 중단하도록 함
- 중단되는 연명치료는 심폐소생술, 혈액투석, 항암제 투여, 인공호흡기 부착 등과 같이 치료효과 없이 사망 시기만 지연하는 의료행위가 포함됨. 진통제 투여, 수분 공급, 산소 공급 등은 제외됨

■ 연명치료: 생명을 연장하기 위한 의료행위

- 연명치료 중단: Do-Not-Resuscitate(DNR)

■ 사전연명의료의향서advance directives 또는 연명의료계획서: 말기질환으로 회복가능성이 없으며 자신의 의사결정능력이 상실되었을 경우를 대비하여 건강할 때 생명의 연장 및 무의미한 연명치료의 여부, 의료에 관한 보다 구체적인 의사 표시를 명시한 문서(표 1-2)

- 사전연명의료의향서 및 연명의료계획서 서식

■ 호스피스 · 완화의료 및 임종과정에 있는 환자의 연명의료결정에 관한 법률 시행규칙 [별지 제6호 서식]

사전연명의료의향서

※ 색상이 어두운 부분은 작성하지 않으며, [ ]에는 해당되느느 곳에 ∨ 표시를 합니다.

❶ 등록번호		※ 등록번호는 등록기관에서 부여합니다.	
❷ 작성자	성 명	주민등록번호	
	주 소		
	전화번호		
❸ 연명의료 중단등결정 (항목별로 선택합니다)	[ ] 심폐소생술	[ ] 인공호흡기 착용	
	[ ] 혈액투석	[ ] 항암제 투여	
❹ 호스피스의 이용 계획	[ ] 이용 의향이 있음	[ ] 이용 의향이 없음	
사전연명의료 의향서 등록기관의 설명사항 확인	❺ 설명 사항	[ ] 연명의료의 시행방법 및 연명의료중단등 결정에 대한 사항 [ ] 호스피스의 선택 및 이용에 관한 사항 [ ] 사전연명의료의향서의 효력 및 효력 상실에 관한 사항 [ ] 사전연명의료의향서의 작성 · 등록 · 보관 및 통보에 관한 사항 [ ] 사전연명의료의향서의 변경 · 철회 및 그에 따른 조치에 관한 사항 [ ] 등록기관의 폐업 · 휴업 및 지정 취소에 따른 기록의 이관에 관한 사항	
	❻ 확인	년 월 일	성명 (서명 또는 인)
❼ 환자 사망 전 열람허용 여부	[ ] 열람 가능	[ ] 열람 거부	[ ] 그 밖의 의견
❽ 사전연명의료 의향서 보관방법			
❾ 사전연명의료 의향서 등록기관 및 상담자	기관 명칭	소재지	
	상담자 성명	전화번호	

본인은 「호스피스 · 완화의료 및 임종과정에 있는 환자의 연명의료결정에 관한 법률」 제12조 및 같은 법 시행규칙 제8조에 따라 위와 같은 내용을 직접 작성하였습니다.

❿ 작성일 년 월 일
작성자 (서명 또는 인)

⓫ 등록일 년 월 일
작성자 (서명 또는 인)

출처: 국가연명의료 관리기관 https://www.lst.go.kr/main/main.do

■ 호스피스 · 완화의료 및 임종과정에 있는 환자의 연명의료결정에 관한 법률 시행규칙 [별지 제1호 서식]

연명의료계획서

※ 색상이 어두운 부분은 작성하지 않으며, [ ]에는 해당되는 곳에 ∨ 표시를 합니다.

<table>
<tr><td>등록번호</td><td colspan="3"></td><td>※ 등록번호는 등록기관에서 부여합니다.</td></tr>
<tr><td rowspan="4">환자</td><td colspan="2">성 명</td><td colspan="2">주민등록번호</td></tr>
<tr><td colspan="4">주 소</td></tr>
<tr><td colspan="4">전화번호</td></tr>
<tr><td colspan="4">환자 상태 [ ] 말기환자 [ ] 임종과정에 있는 환자</td></tr>
<tr><td rowspan="2">담당의사</td><td colspan="2">성 명</td><td colspan="2">면허번호</td></tr>
<tr><td colspan="4">소속 의료기관</td></tr>
<tr><td rowspan="2">연명의료 중단등결정 (항목별로 선택합니다)</td><td colspan="2">[ ] 심폐소생술</td><td colspan="2">[ ] 인공호흡기 착용</td></tr>
<tr><td colspan="2">[ ] 혈액투석</td><td colspan="2">[ ] 항암제 투여</td></tr>
<tr><td>호스피스의 이용 계획</td><td colspan="2">[ ] 이용 의향이 있음</td><td colspan="2">[ ] 이용 의향이 없음</td></tr>
<tr><td rowspan="2">담당의사 설명사항 확인</td><td>설명 사항</td><td colspan="3">[ ] 환자의 질병 상태와 치료방법에 관한 사항
[ ] 연명의료의 시행방법 및 연명의료중단등결정에 관한 사항
[ ] 호스피스의 선택 및 이용에 관한 사항
[ ] 연명의료계획서의 작성 · 등록 · 보관 및 통보에 관한 사항
[ ] 연명의료계획서의 변경 · 철회 및 그에 따른 조치에 관한 사항
[ ] 의료기관윤리위원회의 이용에 관한 사항</td></tr>
<tr><td>확인 방법</td><td colspan="3">[ ] 서명 또는 기명날인 년 월 일 성명 (서명 또는 인)
[ ] 녹화
[ ] 녹취
※ 법정대리인 년 월 일 성명 (서명 또는 인)
(환자가 미성년자인 경우에만 해당합니다)</td></tr>
<tr><td>환자 사망 전 열람허용 여부</td><td colspan="4">[ ] 열람 가능 [ ] 열람 거부 [ ] 그 밖의 의견</td></tr>
</table>

「호스피스 · 완화의료 및 임종과정에 있는 환자의 연명의료결정에 관한 법률」 제10조 및 같은 법 시행규칙 제3조에 따라 위와 같이 연명의료계획서를 작성합니다.

년 월 일

담당의사 (서명 또는 인)

출처: 국가연명의료 관리기관 https://www.lst.go.kr/main/main.do

표 1-2 사전연명의료의향서 또는 연명의료계획서

사전연명의료의향서	연명의료계획서
• 본인이 작성 • 미래에 자신이 의사결정을 내리지 못할 때를 대비해서 미리 무엇을 어떤 치료를 원하는지를 밝혀놓는 것 • 만 19세 이상 성인은 누구나 • 건강할 때부터 질환을 중간에 진단받거나 좀 나빠졌거나 어느 시기에나 작성 가능 • 지정 등록기관 혹은 병원	• 담당의사가 작성 • 말기환자(회복가능성 없고 수개월 내 사망/ 법에서는 4가지 질환: 암, 후천성 면역결핍증, 만성 폐쇄성 호흡기질환, 만성 간경화) 혹은 임종과정에 있는 환자라는 판정이 있는 경우에 국한

■ 호스피스 · 완화의료: 말기환자, 임종과정에 있는 환자와 그 가족의 통증과 증상의 완화 등을 포함하여 신체적, 심리사회적, 영적 영역에 대한 종합적인 평가와 치료를 목적으로 하는 의료. 여기에 포함되는 서비스는 다음과 같음

- 통증 및 기타 신체적 증상 완화
- 환자 및 가족의 심리적, 사회적, 영적 문제 상담
- 미술, 음악 등 치료 프로그램 제공
- 사별가족 돌봄 서비스 등

■ 호스피스 · 완화의료 이용절차

- 담당 의료진과 호스피스완화의료 상의 후 호스피스전문기관 선택
- 의사소견서, 진료기록 등 치료 받았던 서류 준비, 호스피스 이용 동의서 작성
- 희망 호스피스의료전문기관 전화상담 및 외래방문
- 완화의료 담당의사 진료 후 입원 또는 통원치료 결정

(3) 유언

■ 어떤 사람이 죽음에 임박하여 남기는 말. 법적으로 유언은 유언자가 자신의 사망과 동시에 일정한 법률효과를 발생시킬 목적으로 행하는 행위임

■ 자필증서로 유언을 남길 경우

- 자필로 하는 경우가 가장 바람직함
- 증인은 없어도 됨
- 공증을 받지 않아도 됨

■ 자필증서에 의한 유언서 작성 시 유의사항

- 기재는 반드시 유언자 자필로 해야 함. 유언자가 자필로 작성하지 않으면 효력 없음
- 유언 내용(반드시 자필로 작성): 첨가, 삭제, 변경시에도 반드시 자필로 해야 하고 첨삭 변경된 곳에 날인(지장 무방)해야 함. 한 가지라도 빠지면 유언서로써의 효력 상실
  - 유언서 작성 연월일(반드시 자필로 작성, 연월일 없으면 무효)
  - 성명(반드시 자필로 작성, 한글 한자 상관없음)
  - 날인(도장이 아니고 지장이어도 무방함)
  - 주소(반드시 들어가야 하는 것은 아님)

02

치매의 이해

1. 치매현황

1) 세계 현황

- 전 세계적으로 2050년, 알츠하이머 치매환자 수 1.5억 명을 넘어설 것으로 전망됨
- 현재 치매환자는 전 세계에서 4초마다 한명씩 발생
- 2015년(5천만 명) · 2030년(8천만 명) · 2050년(1억 5천만 명) 추산
- OECD보고서에 따르면 전 세계 치매관리 비용은 2018년 약 1조 달러(1,181조 7천억 원), 2030년에는 약 2조 달러(2,363조 4천억 원) 추산
- UCLA 론 브룩마이어교수: "알츠하이머 치매가 앞으로 전 세계 공중보건에 커다른 위험으로 작용할 것"으로 예견

2) 대한민국 현황

(1) 치매 유병률

- 우리나라 치매대상자 수는 2014년 말 기준 61만 명을 넘어섰고, 2015년 8월에는 64만 명, 2017년 70만 명을 돌파함(그림 2-1, 2-2)

- 2024년 100만 명, 2041년 200만 명 넘을 것으로 추산(그림 2-1)
- 65세 이상 노인 10명 중 1명은 치매대상자(그림 2-2)

그림 2-1 노인치매 유병률

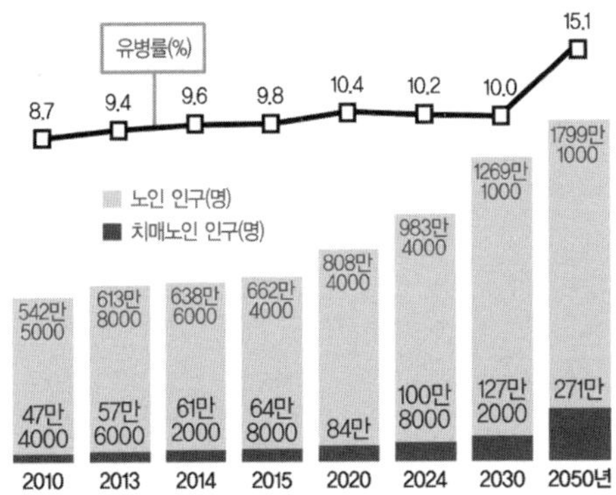

출처: 보건복지부 · 분당서울대병원(2011)

그림 2-2 2017년 대한민국 치매현황

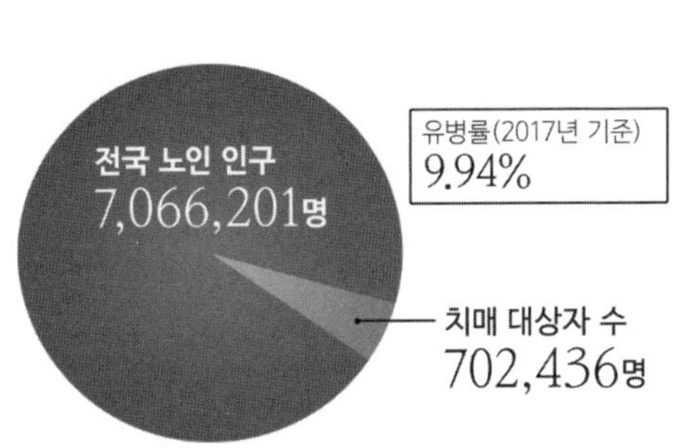

출처: 보건복지부 · 중앙치매센터(2017)의 자료에 근거하여 도식화함

(2) 성별 및 연령별 치매 유병률

- 성별: 남 29.1%, 여 70.9%(그림 2-3)
- 연령별: 70대 이상이 93%(그림 2-4)
  - 50대 이하의 초로기 치매: 식생활 및 생활환경 등의 변화로 지속적으로 증가 추세
  - 30~50대 치매환자수: 2006년 4,055명→2011년 7,768명→2016년 8,521명 →2017년 18,622명
- 65세 이상 노인인구 중 추정 경도인지장애는 2016년 약 152만 명, 유병률은 22.4%임(보건복지부 · 중앙치매센터, 2017)

그림 2-3 성별 · 치매유병률

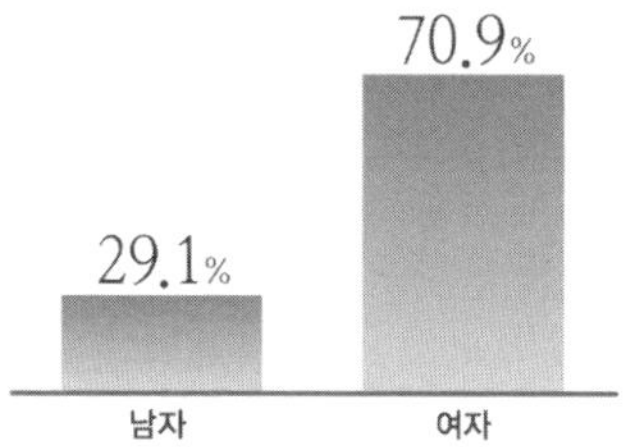

출처: 보건복지부 · 중앙치매센터(2017)의 자료에 근거하여 도식화함

그림 2-4 연령별 치매 유병률

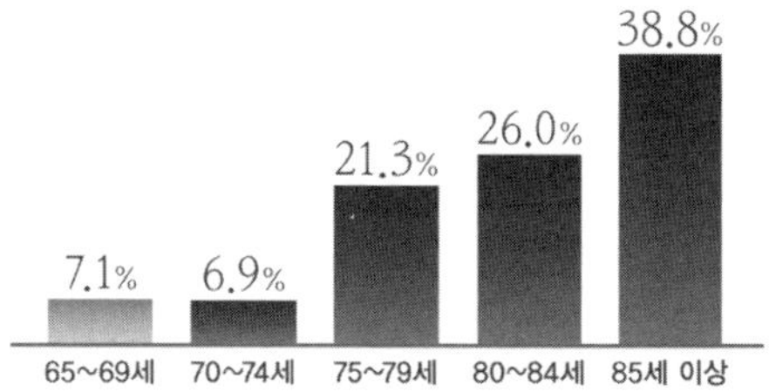

출처: 보건복지부 · 중앙치매센터(2017)의 자료에 근거하여 도식화함

2. 치매와 뇌

1) 뇌

(1) 신경세포와 시냅스

- 생명체의 기본단위: 세포
- 뇌와 신경계의 기본단위: 신경세포neuron
- 신경세포(뉴런)는 세포체, 수상돌기, 축삭돌기로 구성됨(그림 2-5)
  - 신경세포체: 신경세포가 생명을 유지하는 데 꼭 필요한 핵을 포함한 여러 세포 내 소기관이 필요하며 이것들이 모여 있는 부분
  - 수상돌기: 들어오는 정보를 받아들임
  - 축삭돌기: 신경세포가 받아들인 정보를 전기적 신호로 다음 신경세포로 전달함
- 시냅스synapse: 신경세포가 서로 정보를 주고받기 위해서 다른 신경세포와 연결되는 부분
- 전기 신호가 축삭 말단에 도달하면 다음 신경세포의 수상돌기로 신호가 전달되기 위해 화학물질이 분비되는데, 이 화학물질을 신경전달물질

neurotransmitter이라고 함

- 기억에서 주로 사용되는 신경전달물질은 아세틸콜린acetylcholine, 글루타메이트glutamate, 도파민dopamine, 가바gamma-aminobutyric acid(GABA) 등이 있음

그림 2-5 신경세포(뉴런)의 구조

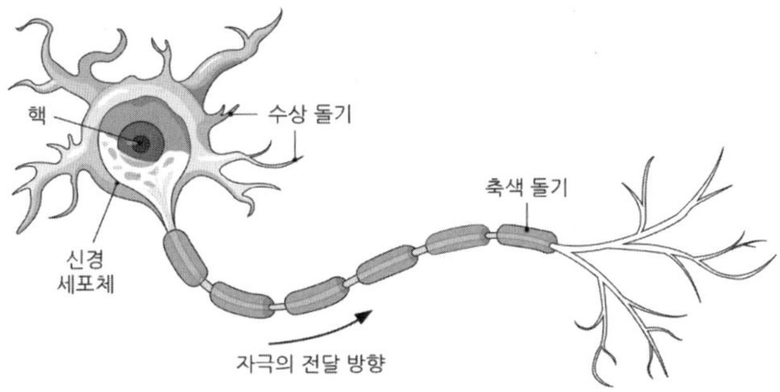

(2) 뇌의 구조와 기능

그림 2-6 뇌의 구조

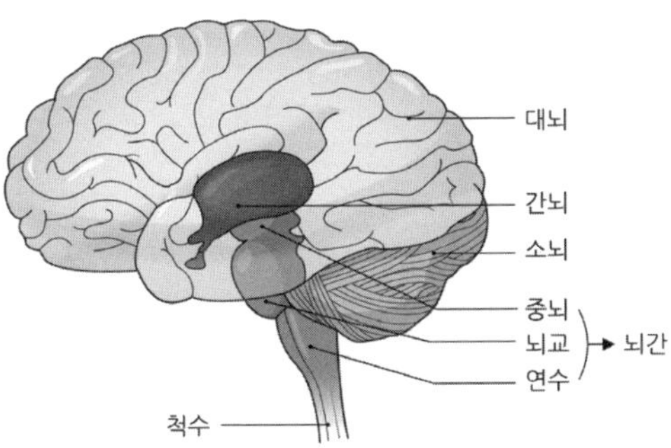

- 뇌: 인간의 모든 정신작용의 산실
- 성인의 뇌 무게는 남자가 1,400g, 여자가 1,250g 정도됨. 대부분 소아기때 발달하고 20대 후반까지 나머지 부분의 발달이 서서히 진행됨
- 혈액의 20%에 이르는 혈류가 순환됨
- 뇌는 단단한 머리뼈에 의해 싸여있고, 3겹의 막으로 둘러싸여 있으며 대뇌,

소뇌, 뇌간 등으로 나뉨(그림 2-6)

- 뇌: 1,000억 개의 신경세포와 100조 개의 시냅스로 구성됨
- 뇌는 감각기능, 운동기능, 인지기능을 포함한 고차원의 기능을 담당함
- 뇌는 좌우가 똑같은 구조로 한 쌍으로 이루어짐
  - 좌뇌: 신체의 오른쪽 조절, 논리적, 분석적, 언어적, 계산적, 조직적, 순차적, 이성적, 객관적, 계획적, 청각적 기억, 시간 개념, 안전, 추론
  - 우뇌: 신체의 왼쪽 조절, 창의적, 통합적, 비언어적, 종합적, 사교적, 공감적, 감성적, 주관적, 즉흥적, 시각적 기억, 공간개념, 모험, 안전

■ 대뇌

- 바깥층: 회백질/ 안쪽층: 백질
- 회백질은 대뇌피질, 기저핵, 변연계를 포함하고 있음
  - 대뇌피질: 사고의 뇌, 전두엽, 두정엽, 측두엽, 후두엽의 네 개의 엽으로 구성되어 있음
  - 기저핵: 운동기능의 조절과 관련됨
  - 변연계: 감정의 뇌. 해마, 편도체 등을 포함(그림 2-7)

    해마; 기억

    편도체; 감정 조절, 공포에 대한 학습 및 기억 등

그림 2-7 변연계: 해마, 편도체

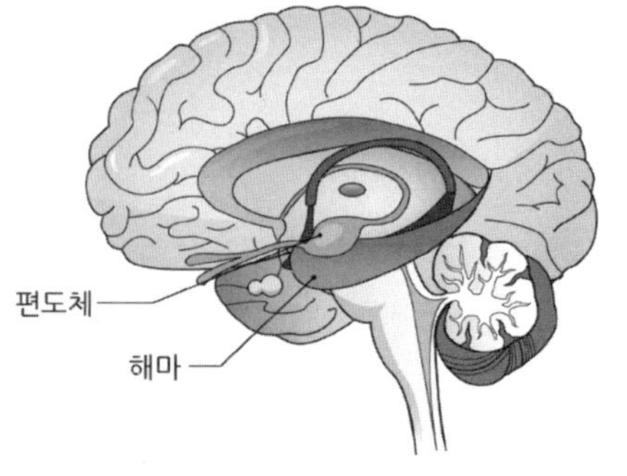

■ 간뇌

- 시상: 감각정보와 운동정보 분류, 전달/ 컴퓨터의 라우터 역할
- 시상하부: 항상성 유지(체온, 삼투압, 음식섭취, 생식, 생체리듬 등)
- 뇌하수체: 생체호르몬 분비

■ 소뇌: 운동 조절, 자세와 평형 유지기능

■ 뇌간: 중뇌, 뇌교, 연수로 이루어짐. 원시적인 뇌. 호흡, 순환, 소화 등 생명유지를 위한 기본 기능 수행. 뇌신경 대부분이 여기서 나옴

- 중뇌: 안구운동이나 동공조절, 자세조절을 하며, 시각과 청각을 담당하는 중추와 연결되어 있음
- 뇌교: 대뇌와 소뇌의 정보전달 중계
- 연수: 심장박동, 호흡 등 생명유지와 관련된 기관의 작용 조절. 우뇌와 좌뇌에서 연결되는 신경이 교차하는 장소

2) 인지기능

- 주로 대뇌에서 이루어짐
- 인지기능이란 기억력, 주의집중력, 계산능력, 시공간지각력, 언어능력, 판단력, 기획력, 수행(또는 집행)기능, 추리력 등 다양한 지적 능력을 가리킴. 각 인지기능은 특정 뇌 부위와 밀접한 관련이 있음
- 대뇌 피질은 4개의 부위, 즉 4개 엽으로 나뉘어짐(그림 2-8)

그림 2-8 대뇌의 엽

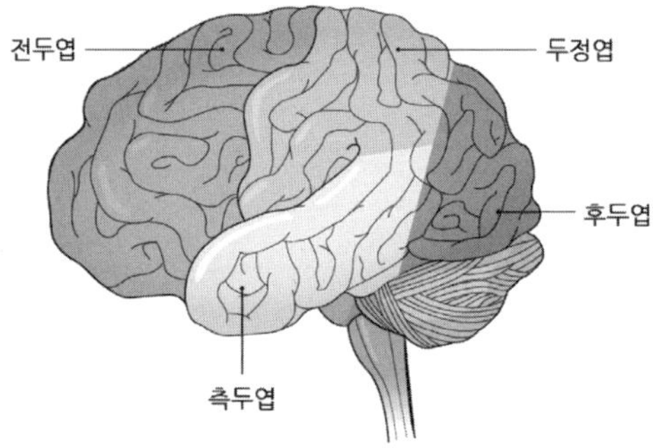

(1) 전두엽

- 사고
  - 판단력, 문제해결능력, 추론능력, 추상화능력, 계획력, 집행력, 융통성, 통찰력, 충동조절능력, 동기, 주의력, 이성적 사고 등
- 언어
  - 어휘력: 말을 할 때 적당한 어휘를 사용하여 유창하게 말할 수 있게 함(브로카영역: 운동성 언어중추, 좌반구에 위치)
- 운동: 운동 계획과 실행, 통제에 관여
- 전전두엽prefrontal lobe이 핵심적인 역할 담당

(2) 두정엽

- 좌우 구분
- 시공간 기능(방향감각/지남력)
- 계산, 수학적 연산
- 글쓰기, 읽기
- 감각정보 처리: 위치감각, 운동감각, 심부통, 입체감각 등에 관여함
- 감각정보 처리 손상의 이야기: 미국의 신경과학자 올리버 색스Oliver Sacks의 '아내를 모자로 착각한 남자'

(3) 측두엽

- 기억력
- 이해력(베르니케영역: 감각성 언어중추, 좌반구에 위치)
- 청각정보 처리
- 감정표현

(4) 후두엽

- 시각정보 처리

참고 기억처리과정

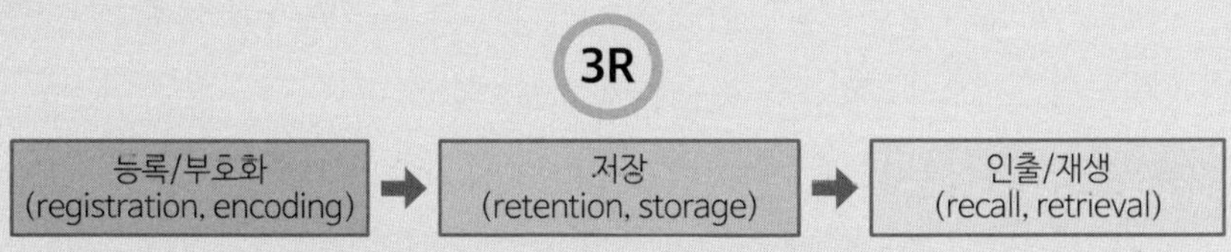

- 정보등록: 단기기억(1시간~하루 이틀 기억)
  장기기억(영구적인 형태의 기억)
- 인출시점: 과거기억(수년 이상된 정보에 대한 기억)
  최근기억(수분~수시간, 수일의 기억)
  즉각(적) 기억(자극 제시로부터 회상까지의 시작이 수초간일 때)

3. 치매의 정의

1) 역사

- 히포크라테스(그리스, 기원전 460?–기원전 375?년), 갈렌(로마, 129–199?년) 시대에도 알려진 장애
- 그리싱거: 정신병리학 교과서에 최초 기술

- 알츠하이머: 1906년 51세 환자 사례 발견, 1907년 보고
- 크레펠린: 1910년 정신질환으로 분류
- 톰린슨, 블레스트, 로스(영국 임상병리학자): 이들의 논문 발표로 본격적인 연구가 시작됨

2) 어원

- dementia
- 라틴어 'dement'에서 유래. de(상실) + mens(정신) + tia(증세)
  정신이 상실된 상태, 제 정신이 아닌 상태, 정신이 없어짐/나감
- 한문: 어리석을 치(癡 또는 痴)+어리석을 매(呆)
  癡=병질 엄(疒)+의심할 의(疑)=의심이 많아지는 병
  痴=병질 엄(疒)+알 지(知)=아는 것에 병이 들었음(권중돈, 2004)

3) 정의

- 이전에 비해 기억력을 포함한 여러 인지기능이 저하(2개 이상)
- 일상생활 수행에 지장이 초래된 상태
- 의식장애가 기인되지 않음
- 임상증후군. 단일 원인 또는 단일 병리과정에 의해 발생되는 특정 질병명이 아니고, 70~90여 가지의 다양한 병리적 원인에 의해 발생되므로 그 양상이 다양함

참고 일상생활 수행 기능

도구적/수단적*	기본적**
• 몸단장 • 집안일 • 식사준비 • 빨래하기 • 외출, 교통수단 이용 • 물건사기, 금전관리 • 전화 사용 • 약 챙겨먹기	• 옷입기 • 세수하기 • 목욕 • 식사하기 • 화장실 사용 • 이동

*Instrumental Activities of Daily Living(IADL)
**(Basic) Activities of Daily Living(BADL, ADL)

4) 치매로 착각되는 것들

(1) 노망

- 본래 늙었다는 의미
- 노령기에 접어들면서 인지능력과 신체기능이 모두 쇠퇴하는 현상, 즉 노년기에 경험하는 부정적인 신체적, 정신적 변화
- 과거에는 치매를 망령, 노망이라고 부름. 노인이면 당연히 겪게 되는 정상적인 부분, 즉 노화에 따른 생리적인 현상으로 간주했기 때문

(2) 정신지체

- 선천적인 인지기능 저하

(3) 건망증

- 기억력에 국한된 이상
- 일시적

- 힌트에 의한 회상 가능
- 일상생활에 지장이 없음

(4) 가성치매

- 실제로는 인지장애가 없으면서도 우울증으로 인해 마치 인지장애(기억력, 집중력 저하 등)가 있는 것처럼 보임
- 노인성 우울증의 별칭
- 갑자기 발병. 스트레스가 주된 원인
- 우울증이 인지기능 저하보다 선행됨
- 검사나 질문 시 응답을 귀찮아하거나 모른다고 말함
- 인지기능의 장애가 때에 따라 다르게 나타남
- 방치할 경우 자살로 이어질 확률이 높고 치매 발병률이 2배 이상 높아지기 때문에, 치료가 필요하며, 치료 시 완치율이 80% 이상임

(5) 섬망

- 다양한 원인에 의해서 갑자기 발생한 의식의 장애, 주의력 저하, 지남력 장애 등 인지기능 전반의 장애와 정신병적 증상을 유발하는 증후군
- 보통 가역적(주로 1개월 미만에 회복)
- 하루 내에 변화가 심함(특히 밤)

4. 치매의 증상

1) 영역별 증상

(1) 인지적 증상: 중핵(주요)증상

- 기억장애(최근기억/과거기억)
- 언어장애(언어표현/언어이해)
- 지남력장애
- 실행증
- 주의력 장애
- 계산능력 장애
- 판단력 장애
- 집행기능(전두엽기능) 장애

(2) 정신행동 증상: 주변증상

- 정신병적 증상(환각/망상/오인)
- 감정증상(우울/불안/무감동/감정실금)
- 성격변화
- 초조행동(난폭/배회/반복 등)
- 수면장애
- 식욕변화
- 성적이상행동

(3) 신경학적 증상

- 경직, 보행 이상, 자세 불안정
- 마비, 감각 이상(사지/안면)

- 시야 이상
- 발음 장애
- 연하 곤란
- 운동조절장애

(4) 신체 증상

- 실금(소변/대변)
- 낙상 및 골절
- 이동 불능 상태
- 감염(폐렴/요도염/패혈증)
- 욕창
- 질식

2) 진행단계별 증상

(1) 초기

- 최근 기억 저하
- 시간 지남력 장애
- 단어찾기 곤란
- 주의력 저하
- 계산능력 저하
- 약간의 성격변화
- 우울증
- 의심

(2) 중기

- 최근 기억 소실
- 과거 기억의 부분 상실
- 시간 및 장소 지남력 장애
- 언어 표현 및 이해 장애
- 실행증
- 판단력 저하
- 집행기능 저하
- 각종 정신행동증상 빈발

(3) 말기

- 대부분의 기억 상실
- 사람 지남력 장애
- 언어능력 상실
- 판단력 장애
- 집행기능 상실
- 각종 정신행동증상 빈발
- 경직, 보행이상, 실금, 감염, 욕창 등 신경학적 이상
- 신체적 문제 출현

■ 치매의 진행단계별 증상 요약

- 초기: 인지적 증상, 약간의 정신행동증상
- 중기: 인지적 증상, 각종 정신행동증상
- 말기: 인지적 증상, 각종 정신행동증상, 신경학적 증상, 신체적인 문제

3) 일상생활 기능에 근거한 증상의 진행

- 경증(발병 후 1~3년): 사춘기~8세 정도의 기능. 일상생활을 영위하는데 약간의 주변 도움 필요
- 중등도(발병 후 2~10년): 7~5세 기능. 일상생활에 상당한 정도의 도움 필요
- 중증(발병 후 8~12년): 5세~4주 기능. 마지막엔 의식이 소실됨. 거의 전적인 일상생활 상의 도움 필요

5. 치매의 경과

■ 대부분의 치매는 서서히 발생함

■ 예외적으로 뇌혈관 막힘의 경우에는 갑자기 치매증상을 보일 수 있음

■ '정상→경도인지장애→치매'의 순으로 진행

■ 치매의 조기 발견에 관심이 많아지면서 '주관적 인지장애'를 포함시키기도 함: 정상→주관적 인지장애→경도인지장애→치매

■ 경도인지장애Mild Cognitive Impairment(MCI)

- 정상 노화와 초기 치매(특히, 알츠하이머병) 사이의 경계에 해당하는 인지저하 상태
- 일반 노인 인구의 경우 매년 치매로 진행하는 비율이 1~2%에 불과한 반면, 경도인지장애 대상자의 경우 매년 약 10~15%가 치매로 진행

■ 치매 판정되면 첫 증상 후 평균 생존기간: 12.6년

■ 첫 진단 후 평균 생존기간: 9.3년

■ 의료기술의 발달로 생존기간은 더욱 증가될 전망

6. 치매의 원인

■ 전체 치매의 절반 정도는 그 원인이 정확히 밝혀지지 않고 있음

■ 치매를 유발하는 원인질환은 내과, 신경과 및 정신과 질환 등 70~90가지 이상으로 다양하나, 앞으로 치매의 분자생물학적 발생기전이 밝혀지면서 점점 더 그 수가 증가될 것으로 보임

- 퇴행성 뇌질환: 알츠하이머병, 픽병, 파킨슨병, 전두측두 치매, 헌팅톤병, 루이소체병, 진행성 핵상마비
- 뇌혈관 질환: 다발성 뇌경색, 열공성 뇌경색, 빈스방거병, 만성경막하 출혈, 측두 동맥염
- 뇌염증 및 감염대사성 장애: 후천성면역결핍증(에이즈), 크로이츠펠트 야곱병, 헤르페스성 뇌염, 뇌막염후유증, 신경매독, 뇌종양, 정상압뇌수종
- 중독성 장애: 알코올중독, 약물중독, 일산화탄소 중독, 중금속 중독(납, 망간, 수은 등), 유기용매 중독
- 내분비 및 결핍성 장애: 심폐부전, 저산소증, 저혈당, 간성뇌병증, 요독증(만성신부전), 갑상선기능저하증, 비타민 결핍증(B1, B12), 빈혈 및 혈액장애
- 기타: 두부외상, 정신과적 장애(우울증, 조증, 조현병)

7. 치매의 종류

- 퇴행성 치매: 알츠하이머병, 전두측두 치매
  혈관성 치매
  기타 치매(외상성, 알코올성 등)

- 퇴행성 치매는 50~60%, 혈관성 치매는 20~30%, 기타 치매는 10~30%를 차지함(그림 2-9)

그림 2-9 치매의 종류

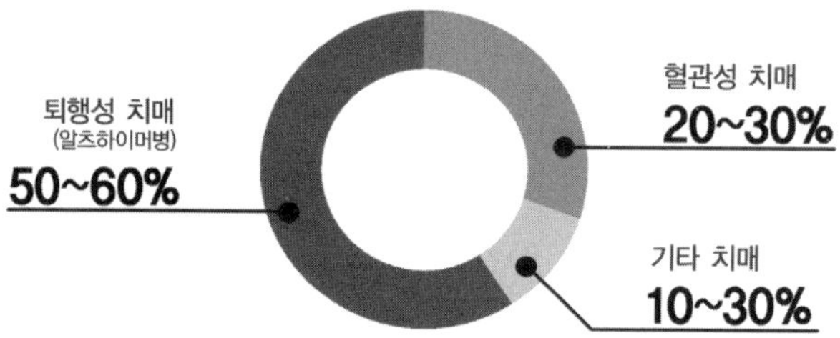

출처: 우종인 외(2010)의 자료에 근거하여 도식화함

1) 퇴행성 치매

(1) 알츠하이머병(알츠하이머 치매)

- 1906년 독일 의사 알츠하이머가 이 병을 발견(그림 2-10)
- 알츠하이머병 1호 환자인 아우구스테 데터(그림 2-11)
- 알츠하이머병Alzheimer's disease(AD)은 치매를 일으키는 가장 흔한 원인질환
- 원인
  - 다 밝혀지지는 않음
  - 유전적 요인과 후천적 요인이 복합적으로 작용
  - 아밀로이드amyloid 단백 축적: 아밀로이드판 형성
  - 타우tau 단백: 신경섬유다발 형성

그림 2-10 알츠하이머 박사

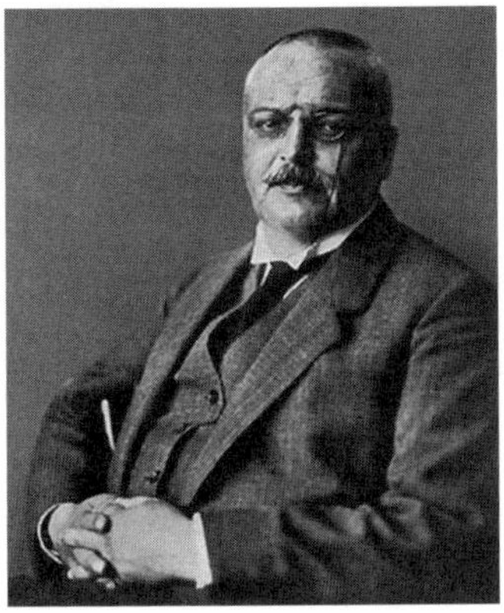

그림 2-11 아우구스테 데터(1850-1906)

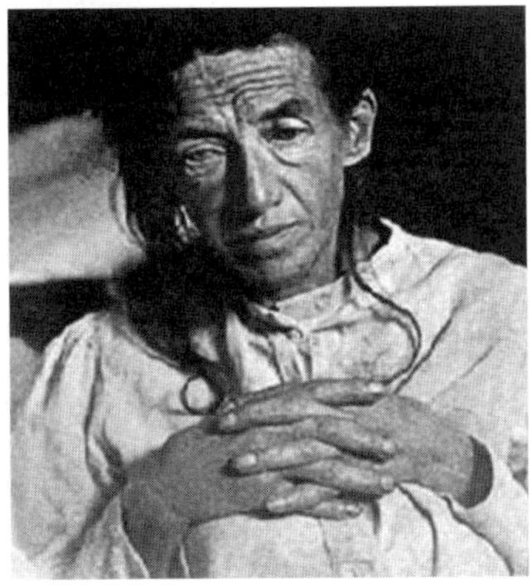

(2) 전두측두 치매

- 전두엽이 먼저 손상된 후 측두엽에도 손상이 생겨 전두측두 치매라 부름
- 전두엽증상, 즉 충동억제를 못하고 판단력이 떨어지는 증상으로 시작함
- 기억장애는 그 후에 생김
- 주로 50대나 60대 초반에 발병

2) 혈관성 치매

- 뇌혈관질환(뇌졸중 또는 중풍)이 반복되면서 생기는 치매

- 뇌출혈보다 뇌경색이 반복되어 생기는 혈관성 치매가 훨씬 더 많음

(1) 다발성 뇌경색 치매

- 큰 혈관이 막힐 경우
- 막힌 혈관의 위치에 따라 증상은 다양하게 나타남

(2) 피질하 혈관성 치매

- 작은 혈관 막힘이 반복
- 뇌피질 안쪽에 생김
- 증상이 없는 경우가 흔함. 그러나 무증상 뇌경색이 반복되면 치매 초래
- 혈관성 치매의 증상은 손상되는 뇌 부위에 따라 다르게 나타남
  - 전두엽을 침범하는 뇌경색의 경우: 계획성이나 판단력이 흐려지는 집행기능 장애, 의지력 상실 등
  - 언어중추 손상: 언어 표현(브로카 영역 손상 시)이나 이해(베르니케 영역 손상 시) 못함
  - 뇌의 백질 변성 시: 감정 기복 심하고 생각의 속도가 느려지며 우울증이 동반됨

8. 진단

1) 병력청취

- 인지기능
- 일상생활 능력
- 행동 변화와 성격 변화
- 위험요인을 찾기 위한 병력청취
- 원인질환을 찾기 위한 병력청취

2) 신경학적 진찰

- 치매의 원인질환 파악

3) 인지기능검사

- 신경심리검사라고도 함
- 보통 1~2시간 정도 소요

4) 혈액검사

5) 뇌척수액검사

- 뇌척수액에서 아밀로이드 농도 측정하는 검사
- 조기 진단에 유용

6) 뇌촬영

- CT
- MRI(그림 2-12), MRA
- PET, 아밀로이드PET

그림 2-12 뇌 자기공명영상(MRI)

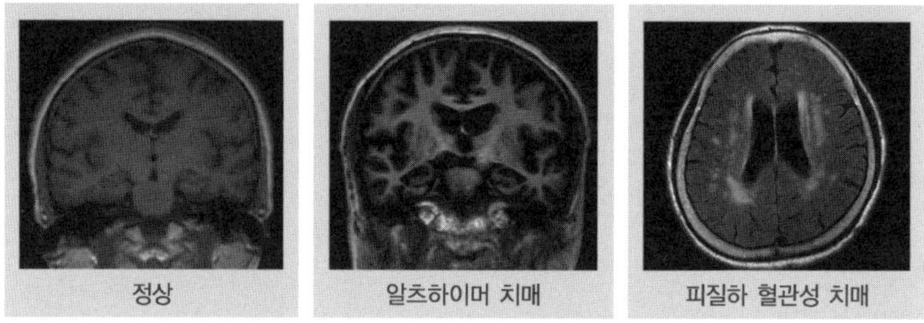

9. 치료

1) 약물치료

(1) 인지기능에 대한 약물치료

- 병의 진행이 중지되거나 증세를 호전시키지는 않으며, 단지 빠르게 악화되는 것을 방지하는 약물임(그림 2-13)
    - 경증: 도네피질, 갈란타민, 리바스티그민
    - 중등도: 도네피질, 갈란타민, 리바스티그민, 메만틴
    - 중증: 도네피질, 리바스티그민, 메만틴

- 치매대상자들은 약 먹기를 거부하거나 연하장애로 약을 삼키기 힘든 경우가 있음. 기억력 감퇴로 투약을 거부하거나 중복 복용도 문제라 패치형 제품이 개발됨. 현재는 유일하게 리바스티그민(상품명: 엑셀론)만 패치형으로 개발됨. 그러나 도네피질도 아이큐어, 보령제약 등에서 패치형으로 개발 중임

그림 2-13 인지기능 개선제의 효과

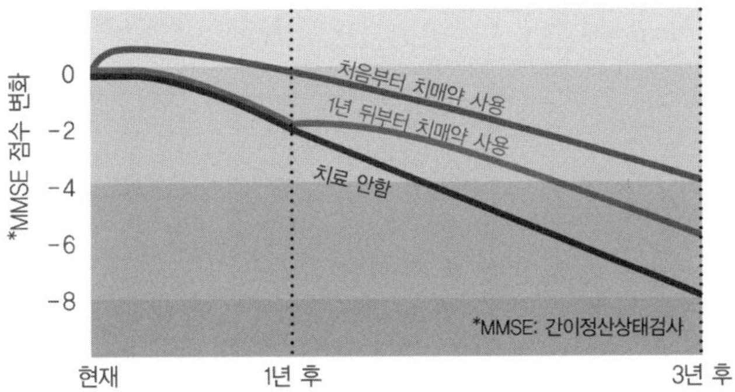

출처: 보건복지부 · 중앙치매센터(2015a)

(2) 정신행동증상에 대한 약물치료

- 약물을 통해 정신행동증상의 조절이 가능함
  - 망상, 환각 등 정신병적 증상, 심각한 초조와 공격성을 보이는 경우: 항정신병약물
  - 우울증상, 초조, 불안, 불면 시: 항우울제
  - 불안, 수면장애, 공격성: 항불안제
  - 심한 초조와 공격성: 항경련제
  - 수면문제: 수면제

2) 비약물치료

- 비약물치료는 정신행동증상을 완화시키는데 도움이 됨

- 간혹 중증 치매에도 활용할만한 것들이 있긴 하지만, 대부분은 경증이나 중등도 치매에 적용됨

- 비약물치료의 효과
  - 정신적, 신체적 활동량을 증진시킴
    - 운동능력과 대인관계능력을 증진시킴
    - 갈등, 스트레스, 우울, 불안 등을 해소하고 분산시킴

- 비약물치료적 중재 방법은 다음과 같음
  - 정신치료
    - 정신치료psychotherapy
    - 가족치료family therapy
  - 행동치료
    - 행동치료behavior therapy
    - 인지행동치료cognitive behavior therapy
  - 인지재활치료
    - 인지재활치료cognitive rehabilitation
    - 회상치료reminiscence therapy
    - 가상존재치료simulated presence therapy
    - 인정치료validation therapy
  - 감각자극 방법
    - 향기치료aromatherapy
    - 광선치료light therapy
    - 마사지와 접촉치료massage and touch therapy
    - 스누젤렌 다각적 감각자극치료Snoezelen multisensory stimulation therapy: 스누젤렌치료라고도 부름
  - 예술치료
    - 음악치료music therapy
    - 미술치료art therapy

- 원예치료horticultural therapy
- 치료로서의 〈서예〉

• 작업활동치료
- 치료레크리에이션therapeutic recreation
- 동물보조치료animal assisted therapy(AAT)

• 운동치료exercise therapy

3) 아밀로이드 백신과 줄기세포 치료

• 연구 중에 있음

03

치매의 조기발견과 예방

1. 치매의 조기발견과 예방의 중요성

1) 개인적 측면

- 치매로의 이행을 막을 수 있음
- 치매의 진행과정을 늦출 수 있음
- 정상적인 능력을 오랫동안 보전할 수 있음
- 치유가 가능한 치매를 발견할 수 있음
- 잠복성 신체질환을 발견하여 관리할 수 있음
- 시설 입소를 늦출 수 있음
- 노년에 대한 불안감 해소 및 삶의 질 향상

2) 가족적 측면

- 가족의 스트레스와 부양 부담을 경감시킬 수 있음
- 치매대상자의 병에 대해 이해하고 적절히 대처할 수 있음
- 가족구성원 간의 화목과 삶의 질 향상

3) 사회적 측면

- 사회 · 경제적 비용을 절감할 수 있음

참고 치매 관리비용

1) 치매대상자 1인당 연간 관리비용

- 치매대상자 1인당 연간 관리비용은 2010년 1,851만 원이었으며(보건복지부 · 분당서울대병원, 2011), 2016년에는 2,054만 원으로 추정됨. 2016년 치매대상자 1인당 연간 관리비용인 2,054만 원의 세부구성은 다음과 같으며, 직접의료비 비중이 가장 큼(표 3-1)
- 중증일수록 1인당 연간 관리비용이 증가하여 최경도에 비해 중증의 관리비용은 약 2배 이상 높음(표 3-2)

표 3-1 치매대상자 1인당 연간 관리비용 구성 (단위: 원)

비용구성	20,537,776
직접의료비	**10,959,234**
– 의료비	9,545,493
– 본인부담약제비	1,413,741
직접비의료비	**6,715,107**
– 간병비용	
유료 간병인 비용	772,237
비공식 간병비	3,955,198
– 교통비	1,074,417
– 보조용품구입비	637,935
– 시간비용	
환자 시간비용	33,576
보호자 시간비용	235,029
장기요양비용	**2,662,028**
간접비	**201,408**
– 환자 생산성손실비용	201,408

출처: 보건복지부 · 중앙치매센터(2017)

표 3-2 **치매 중증도별 치매대상자 1인당 연간 관리비용** (단위: 만 원)

중증도	2010년 기준 관리비용(A)	총 관리비용의 중증도별 상대가중치 (B=A/1,851)	2016년 관리비용 (C=B*2,054)
최경도(CDR = 0.5)	1,351	0.730	1,499
경도(CDR = 1)	1,584	0.856	1,758
중증도(CDR = 2)	2,341	1,265	2,598
중증(CDR ≥ 3)	2,902	1,568	3,220

출처: 보건복지부 · 중앙치매센터(2017)

2) 국가의 치매 관리비용

- 2016년 치매대상자 연간 총 관리비용은 13조 6천억 원으로 GDP의 약 0.8%를 차지함 (보건복지부 · 중앙치매센터, 2017)
- 2020년 15조 2천억 원, 2030년 23조 1천억 원, 2040년 34조 2천억 원, 2050년에는 43조 2천억 원으로 추산되어 증가될 전망임(표 3-3)

표 3-3 **치매로 인한 사회적 비용 추이** (단위: 조 원)

		2013	2020	2030	2040	2050
실질GDP(A)		1,134.9	1,471.3	1,938.6	2,384.7	2,787.8
치매의 사회적 비용	실질 비용 (B)	11.7	**15.2**	**23.1**	**34.2**	**43.2**
	GDP대비 비율(B/A)	1.0%	1.0%	1.2%	1.4%	1.5%

자료: 보건복지부의 「치매노인 실태 조사(2011)」 및 국회예산정책처의 「2013~2060년 장기 재정전망 및 분석(2014)」에 의한 추정을 기초로 국회예산정책처 산정

출처: 국회예산정책처(2014)

2. 치매의 조기 발견과 관리

1) 치매의 조기 발견

(1) 치매 자가진단법

■ 치매 체크리스트의 이용

- 치매 조기발견을 위해 체크리스트 이용(표 3-4, 중앙치매센터 https://www.nid.or.kr/support/hi_list.aspx)
- 아래의 체크리스트 중 3가지 이상의 항목에 해당되면 치매가 의심되므로, 보건소 치매안심센터나 병원을 통해 검진을 받도록 할 것

표 3-4 **치매 자가진단 체크리스트**

기억력 평가문항

다음의 문항을 읽으면서 자신의 행동이나 생각 또는 느낌과 일치하는 것에 V표시를 하십시오.

질 문	예	아니오
1. 당신은 기억력에 문제가 있습니까?	□	□
2. 당신의 기억력은 10년 전에 비해 저하되었습니까?	□	□
3. 당신은 기억력이 동년의 다른 사람들에 비해 나쁘다고 생각합니까?	□	□
4. 당신은 기억력 저하로 일상생활에 불편을 느끼십니까?	□	□
5. 당신은 최근에 일어난 일을 기억하는 것이 어렵습니까?	□	□
6. 당신은 며칠 전에 나눈 대화 내용을 기억하는 것이 어렵습니까?	□	□
7. 당신은 며칠 전에 한 약속을 기억하기 어렵습니까?	□	□
8. 당신은 친한 사람의 이름을 기억하기 어렵습니까?	□	□
9. 당신은 물건 둔 곳을 기억하기 어렵습니까?	□	□
10. 당신은 이전에 비해 물건을 자주 잃어버립니까?	□	□
11. 당신은 집 근처에서 길을 잃은 적이 있습니까?	□	□
12. 당신은 가게에서 사려고 하는 두세 가지 물건의 이름을 기억하기 어렵습니까?	□	□
13. 당신은 가스불이나 전깃불 끄는 것을 기억하기 어렵습니까?	□	□
14 당신은 자주 사용하는 전화번호(자신 혹은 자녀의 집)를 기억하기 어렵습니까?	□	□

※ 6개 항목 이상에 '예'라고 표시될 경우 가까운 보건소에 가서 치매조기검진을 받아 보십시오. 점수가 높을수록 주관적 기억감퇴가 심한 것을 의미합니다.

출처: 보건복지부 · 중앙치매센터(2018)

■ 치매체크 모바일 애플리케이션 이용

- 중앙치매센터는 2017년 새로운 버전을 출시함
- 치매위험체크, 뇌건강트레이너, 돌봄서비스, 서비스박스, 실종대응가이드, 치매극복함께하기의 6개 메뉴로 구성되어 치매종합토털서비스를 제공함
- 이 앱은 인터넷에서 무료 다운로드를 해서 사용할 수 있음(그림 3-1)

그림 3-1 치매체크앱 무료 다운로드 방법

치매체크 앱 무료 다운로드 받기

안드로이드
구글 플레이 스토어/ONE스토어
→ [치매체크] 검색 → 다운로드

아이폰
애플 앱 스토어 → [치매체크] 검색 → 다운로드

출처: 보건복지부 · 중앙치매센터(2018)

(2) 기관의 치매 선별검사 이용법

- 보건소 치매안심센터에서의 치매 검진절차는 선별검사→진단검사→감별검사의 순으로 진행됨(표 3-5)
- 치매 조기 검진 지침
  - 보건소 치매안심센터의 '치매무료검진'제도 이용하기: 만 60세 이상 무료검진. 치매진단을 받지 않은 만 60세 이상의 모든 분으로, 주민등록 상 해당 시군 거주자이어야 함
  - 국민건강보험 치매 검진: 66세, 70세, 74세
  - 전화상담도 가능함

표 3-5 치매 조기발견을 위한 검진 절차

<table>
<tr><th colspan="2">구분</th><th colspan="2">대상</th><th>사업수행기관</th><th>검진비 부담</th></tr>
<tr><td>1단계</td><td>치매선별검사
(MMSE–DS)</td><td colspan="2">주소지 관할 거주 만 60세 이상으로
치매로 진단 받지 않은 모든 주민
(2년 주기로 시행)</td><td>치매안심센터</td><td rowspan="2">치매안심센터
운영비 등</td></tr>
<tr><td>2단계</td><td>치매진단검사
(신경인지검사,
전문의 진료 등)</td><td>선별검사 결과
진단이 필요한 자</td><td rowspan="2">만 60세 이상인 자,
기준 중위소득
120%이하인 자</td><td>치매안심센터/
협력의사</td></tr>
<tr><td>3단계</td><td>치매감별검사
(혈액검사,
뇌영상촬영 등)</td><td>진단검사 결과
원인에 대한
감별이 필요한 자</td><td>협약병원</td><td>통합건강증진사업
(국비50%,
지방비 50%)</td></tr>
</table>

* 보건복지부(2018b)를 토대로 저자가 구성함

- 기관에 따라 다양한 선별검사 도구를 사용함
  - 보건소 치매안심센터: MMSE-DS(표 3-6)
  - 기타 기관: MMSE-K, K-MMSE 등

참고 간이정신상태검사

- 간이정신상태검사Mini-Mental State Examination(MMSE, 이하 MMSE로 칭함)는 전세계적으로 가장 널리 사용되는 치매선별검사 도구임
- 치매를 확진하거나 치매의 유형을 구별할 수는 없음
- 전문가가 아니더라도 적절한 훈련을 받은 검사자에 의해 시행될 수 있으며, 5~10분의 짧은 시간에 인지기능의 다양한 영역을 평가할 수 있음
- 원도구: 미국 메릴랜드주 볼티모어시 존스홉킨스 의과대학 정신행동의학과 교수 Folstein 등(1975)이 개발함
- 한국어판으로는 MMSE-K(Mini-Mental State Examination, Korean version, 권용철과 박종한, 1989), K-MMSE(Korean Mini-Mental State Examination, 강연욱, 나덕렬, 한승혜, 1997), MMSE-KC(이동영 외, 2002), K-MMSE와 MMSE-KC를 토대로 개발된 MMSE-DS(김기웅 외, 2009) 등이 있음

■ 치매선별검사 도구: MMSE-DS

표 3-6 MMSE-DS 검사지

치매 선별용 한국어판 간이정신상태검사

(Korean version of MMSE for Dementia Screening: MMSE-DS)

질문	틀림	맞음
1. 올해는 몇 년도 입니까?	0	1
2. 지금은 무슨 계절입니까?	0	1
3. 오늘은 며칠입니까?	0	1
4. 오늘은 무슨 요일입니까?	0	1
5. 지금은 몇 월입니까?	0	1
6. 우리가 있는 이곳은 무슨 도/특별시/광역시입니까?	0	1
7. 여기는 무슨 시/군입니까?	0	1
8. 여기는 무슨 구/동/읍/면입니까?	0	1
9. 우리는 지금 이 건물의 몇 층에 있습니까?	0	1
10. 이 장소의 이름이 무엇입니까?	0	1
11. 제가 세 가지 물건의 이름을 말씀드리겠습니다. 끝까지 다 들으신 다음에 세 가지 물건의 이름을 모두 말씀해 보십시오. 그리고 몇 분 후에는 그 세 가지 물건의 이름들을 다시 물어볼 것이니 들으신 물건의 이름을 잘 기억하고 계십시오.		
나무 자동차 모자		
이제 000님께서 방금 들으신 3가지 물건 이름을 모두 말씀해 보세요.		
나무	0	1
자동차	0	1
모자	0	1
12. 100에서 7일 빼면 얼마가 됩니까?	0	1
거기에서 7을 빼면 얼마가 됩니까?	0	1
거기에서 7을 빼면 얼마가 됩니까?	0	1
거기에서 7을 빼면 얼마가 됩니까?	0	1
거기에서 7을 빼면 얼마가 됩니까?	0	1
13. 조금 전에 제가 기억하라고 말씀드렸던 세 가지 물건의 이름이 무엇인지 말씀하여 주십시오.		
나무	0	1
자동차	0	1
모자	0	1
14. (실제 시계를 보여주며) 이것을 무엇이라고 합니까?	0	1
(실제 연필을 보여주며) 이것을 무엇이라고 합니까?	0	1
15. 제가 하는 말을 끝까지 듣고 따라해 보십시오. 한 번만 말씀드릴 것이니 잘 듣고 따라 하십시오.		
간장공장공장장	0	1
16. 지금부터 제가 말씀드리는 대로 해 보십시오. 한 번만 말씀드릴 것이니 잘 들으시고 그대로 해 보십시오. 제가 종이를 한 장 드릴 것입니다. 그러면 그 종이를 오른손으로 받아, 반으로 접은 다음, 무릎 위에 올려놓으십시오.		

오른손으로 받는다.	0	1
반으로 접는다.	0	1
무릎 위에 놓는다.	0	1
17. (겹친 오각형 그림을 가리키며) 여기에 오각형이 겹쳐져 있는 그림이 있습니다. 이 그림을 아래 빈 곳에 그대로 그려보십시오. 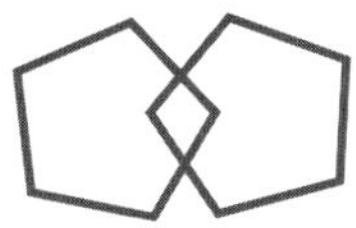	0	1
18. 옷은 왜 빨아서 입습니까?	0	1
19. "티끌 모아 태산"은 무슨 뜻 입니까?	0	1
총점		/30

출처: 김기웅 외(2009)

2) 치매의 조기관리

- 국가의 '치매 치료비 지원사업'(보건복지부, 2017) 이용을 통한 조기 관리
  - 대상: 치매치료제를 복용 중인 대상자
  - 지원 내역: 치매치료관리비 보험급여분 중 본인부담금(치매약제비 본인부담금 + 약 처방 당일의 진료비 본인부담금)
  - 지원 금액: 사업기간 내 발생한 치매치료관리비 본인부담금인 월 3만 원(연 36만 원) 상한내 실비 지원
  - 지급 방식 : 치료제 복용 개월 수에 따라 일괄 지급
  - 담당부서: 보건소 치매안심센터

3. 치매 예방

1) 치매 위험요인과 관리

(1) 치매 위험요인

- 고령자
- 여성
- 저학력
- 가족력
- ApoE4 유전자
- 머리를 다친 경험
- 우울증
- 고혈압, 당뇨병, 고지혈증, 심장병
- 흡연
- 운동부족, 비만

(2) 치매 위험요인의 관리

- 아밀로이드 침착이 증상 발현 25년 전부터 이미 시작되었다는 가족성 알츠하이머병을 대상으로 수행된 연구에 의하면, 적어도 40~50대부터 생활습관을 바꾸어야 하며, 동맥경화증은 이미 20대에 시작되므로 혈관성 변화를 고려할 경우 20~30대부터 신경을 써야 함(나덕렬, 2012)
- 치매 위험요인 중 조절이 가능한 것을 최대한 조기에 조처하고 좋은 생활습관을 가지도록 할 것
- 치매 고위험군은 보건소 치매안심센터에서 실시하는 '집단 인지강화 · 인지재활 프로그램'(보건복지부, 2017)에 참여하는 것도 바람직함
- '집단 인지강화 · 인지재활 프로그램'의 목적 및 내용

- 목적: 대상자 군에 따라 목적 있는 활동을 통하여 치매로의 이환을 사전에 방지하고, 중증으로의 이환을 예방하기 위해 차별화된 프로그램을 실시하여 인지기능증진과 삶의 질 향상을 도모하고자 함
- 내용: 두뇌튼튼교실(지남력, 집중력)
  기억이 자라는 교실(기억력)
  손 놀이 교실(수예와 공작)
  실행기능교실(활동 조직화, 계획 및 결정)

2) 일반적인 치매예방 관리법

- 운동을 할 것
- 금연할 것
- 사회활동을 적극적으로 할 것
- 인지활동을 지속적으로 할 것
- 술을 적당히 마실 것
- 좋은 식습관을 유지할 것
  - 지중해식 식단에 따른 식사를 할 것(그림 3-2)
- 고혈압, 고혈당, 고지혈증을 조절할 것
- 스트레스의 관리
- 우울증 예방 및 관리
- 눈 · 귀 · 치아 건강 관리

그림 3-2 지중해식 식단

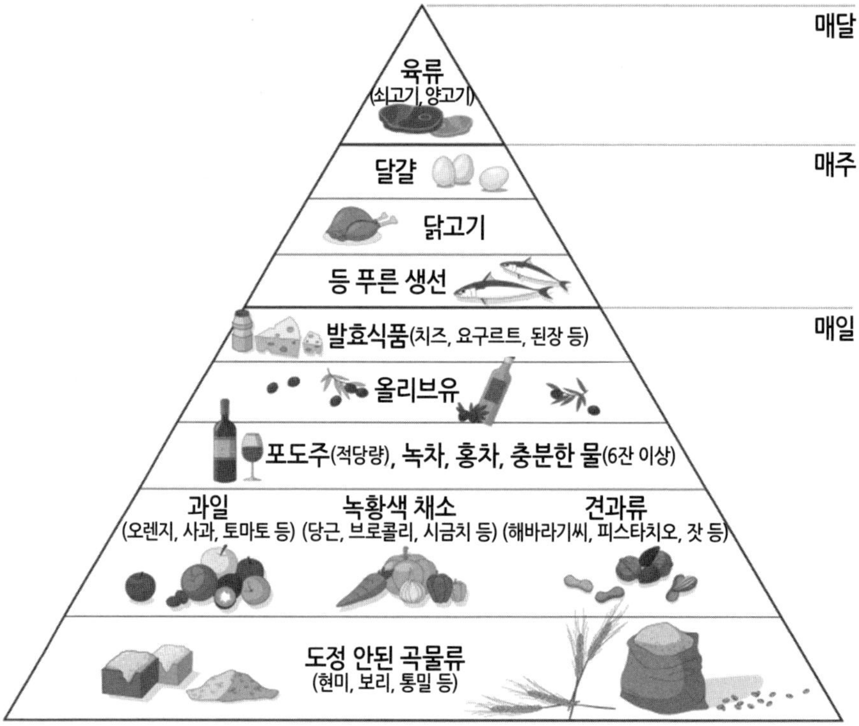
매달
육류
(쇠고기, 양고기)
매주
달걀
닭고기
등 푸른 생선
매일
발효식품(치즈, 요구르트, 된장 등)
올리브유
포도주(적당량), 녹차, 홍차, 충분한 물(6잔 이상)
과일
(오렌지, 사과, 토마토 등)
녹황색 채소
(당근, 브로콜리, 시금치 등)
견과류
(해바라기씨, 피스타치오, 잣 등)
도정 안된 곡물류
(현미, 보리, 통밀 등)

참고 보건복지부, 치매예방 관리 요령 10

1. 손과 입을 바쁘게 움직여라

손과 입은 가장 효율적으로 뇌를 자극할 수 있는 장치이다. 손놀림을 많이 하고, 음식을 꼭꼭 많이 씹자.

2. 머리를 써라.

활발한 두뇌활동은 치매 발병과 진행을 늦추고, 증상을 호전시킨다. 두뇌가 활발히 움직이도록 기억하고 배우는 습관을 가지자.

3. 담배는 당신의 뇌도 태운다.

흡연은 만병의 근원으로 뇌 건강에 해롭다. 담배를 피우면 치매에 걸릴 위험이 안 피우는 경우에 비해 1.5배나 높다.

4. 과도한 음주는 당신의 뇌를 삼킨다.

과도한 음주는 뇌세포를 파괴시켜 기억력을 감퇴시키고, 치매의 원인인 고혈압, 당뇨병 등의 발생 위험을 높인다.

5. 건강한 식습관이 건강한 뇌를 만든다.

짜고 매운 음식은 치매의 원인이 되는 고혈압, 당뇨병 등의 발생 위험을 높인다. 현대인들의 입맛은 짜고 매운 음식에 길들여져 있으므로 조금 싱겁게 먹는 습관을 가지자. 신선한 야채와 과일, 특히 호두, 잣 등 견과류는 뇌기능에 좋으므로 이러한 식품을 적당히 섭취하자.

6. 몸을 움직여야 뇌도 건강하다.

적절한 운동은 신체적·정신적 건강에 좋다. 적절한 운동은 치매의 원인이 되는 고혈압, 당뇨병, 고지혈증 등을 예방하고 증상을 호전시킨다. 일주일에 2회 이상, 30분이 넘게 땀이 날 정도로 운동을 하자.

7. 사람들과 만나고 어울리자.

우울증이 있으면 치매에 걸릴 위험이 3배나 높아진다. 봉사활동이나 취미활동 등에 적극적으로 참여하고, 혼자 있지 말고 사람들과 어울려 우울증과 외로움을 피하자.

8. 치매가 의심되면 보건소에 가자.

60세 이상 노인은 보건소에서 무료로 치매조기검진을 받을 수 있다. 치매가 의심되면 가까운 보건소에 가서 상담을 받자.

9. 치매에 걸리면 가능한 빨리 치료를 시작하자.

치매 초기에는 치료 가능성이 높고, 중증으로 가는 것을 방지할 수 있다. 따라서 치매는 가능한 빨리 발견하여 치료하는 것이 중요하다.

10. 치매 치료·관리는 꾸준히 하자.

치매 치료의 효과가 금방 눈에 안 보인다 할지라도 치료·관리를 안하고 방치하면 뇌가 망가져 돌이킬 수 없다. 꾸준히 관리하자.

출처: 한국치매예방협회(2018) http://www.chimae.or.kr/new_sub3_3.php

제2부

치매 관리

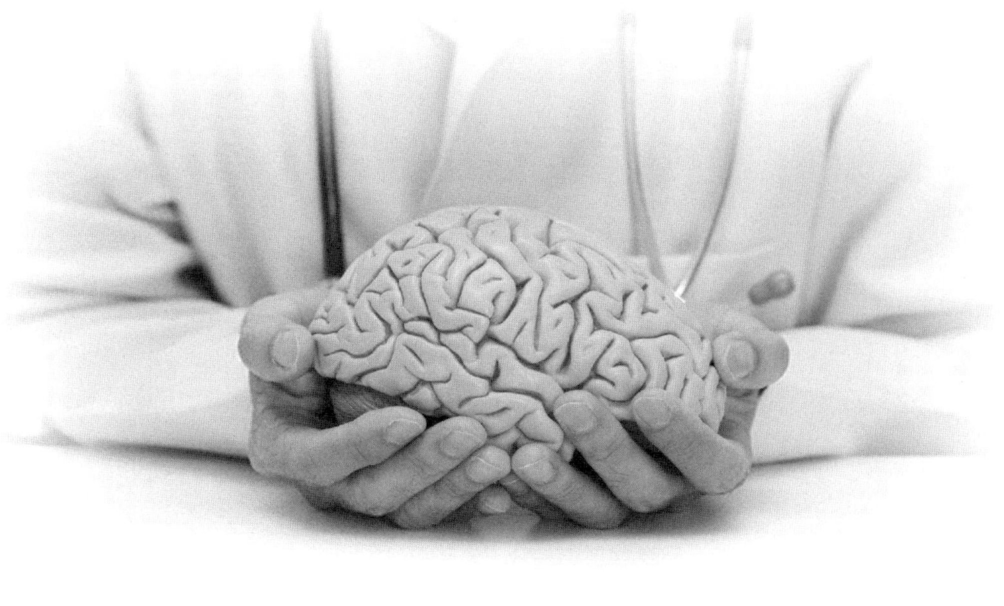

04

치매대상자와의 의사소통

1. 의사소통의 개요

1) 의사소통의 목적

- 의사소통의 목적은 다양함
  - 관계 형성 및 유지
  - 감정 전달
  - 문제 해결
  - 의사결정
  - 정보 제공 등

2) 의사소통의 요소

- 의사소통의 기본요소는 송신자, 메시지, 수신자임(그림 4-1)

그림 4-1 의사소통의 요소

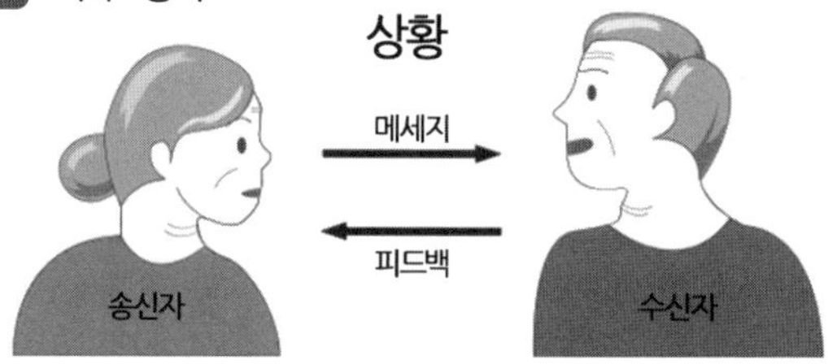

■ 송신자: 자신만의 주관적인 논리로 판단할 때 오해와 의사소통의 왜곡이 발생함

■ 메시지: 송신자가 전달하려는 내용이며, 어떤 생각이나 느낌이 언어로 표현된 것

■ 수신자: 송신자로부터 매체로 보내진 메시지를 인지, 이해, 해석함

■ 피드백: 자연발생적인 것이 아니라 의도된 것이므로, 송신자의 의도대로 전달되었는가를 확인할 수 있음. 송신자와 수신자 사이에서 쌍방향적으로 일어남

■ 상황: 의사소통이 일어나는 장면. 이야기할 때는 때와 장소가 되고, 글에서는 문맥 또는 글의 구조가 됨

■ 잡음: 의사소통의 방해요인. 물리적, 신체적, 심리적 잡음이 있음
- 물리적 잡음: 먼 거리, 큰 소리, 웅성거림, 눈부신 빛, 혼탁한 공기 등
- 신체적 잡음: 치매대상자의 경우 입속의 의치가 맞지 않거나 통증 때문에 정확하게 발음하기 어려울 때, 보청기를 끼고 있으나 스위치를 켜지 않았을 때, 평소 의사소통장애 외에 기억력장애나 지남력장애가 있기 때문에 생기는 잡음도 있음
- 심리적 잡음: 대상자의 심리적 방어본능, 낮은 집중력, 케어자의 편견 등

3) 의사소통의 종류

■ 시각적 요소 55%, 청각적 요소 38%, 말의 내용은 7%만 전달됨(메라비안법칙)

(1) 언어적 요소

■ 구어적

■ 문서적(서신, 메모, 보고서, 포스터, 게시물, 매뉴얼, 간행물 등)

(2) 비언어적 요소

■ 얼굴표정

- 6가지 기본적 정서(기쁨, 슬픔, 놀람, 공포, 분노, 혐오)를 나타내는 독특한 얼굴 표징이 있음
- 얼굴표정은 치매대상자와 의사소통에 있어 매우 유용한 수단임
- 얼굴 표정 분석 소프트웨어(http://eyetracking.co.kr/109)

■ 눈맞춤

- 관심, 감정 표현 수단
- 눈빛과 바라보는 시간에 따라 다양한 의미 전달
- 치매대상자의 경우, 눈 맞춤과 신체 접촉 등이 도움이 됨

■ 제스처

- 대상자를 마주 보고 천천히 다소 큰 움직임을 보여줄 것
- 대상자에게 말하고 싶은데 힘들 때는 제스처를 사용하도록 격려할 것
- 일상활동을 몸동작으로 표현
- 인사

• 손짓으로 부르기, 권하기
• 함께 가고 싶다는 뜻 전달하기 등

■ 신체접촉
• 감정 표현의 가장 원초적, 직접적 방식
• 친밀감, 애정 등 반영
• 적절하게 사용
• 사회문화적 배경, 품위 존중
• 활동 이용
• 성적 의미로 해석될 때 중단

■ 목소리 톤, 크기
• 부드럽고 차분한 톤 유지할 것
• 청력 저하 있을 경우, 톤 낮추고 좀 더 크게 말할 것, 그러나 고함 금지

■ 공간 활용
• 지나치게 가깝거나 먼 거리는 좋지 않음

4) 치료적 의사소통 기법

■ 상대방에 대한 존경심을 바탕으로 형성된 신뢰관계가 전제되어야 함

(1) 경청

• 선입견 버리고 대상자의 말과 마음에 귀 기울일 것
• 언어 및 비언어적 요소 수용

• 관심을 기울여 말을 듣고, 상대방의 감정을 체험함

(2) 질문

• 닫힌 질문
• 열린 질문

(3) 공감

• 대상자의 감정을 인정하고 존중한다는 사실을 말해줌

(4) 설명

• 정보를 대상자에게 제공하여 공유함
• 대상과 상황 고려
• 충분한 준비(내용, 순서, 방식)
• 잘 표현할 것

(5) 자기공개

• 개인적인 정보의 의도적인 노출
• 상황에 맞게, 적절한 수준으로 해야 함

(6) 자기주장/자기표현

• 대상자의 권리 존중하면서 자신의 사고, 감정, 신념을 표현함
• 들어주기 어려운 요청 거절
• 상대방에게 부탁이나 요청하기
• 감정 표현

2. 치매대상자와의 의사소통

■ 치매에 걸렸다 할지라도 모두 똑같은 대상자가 아님. 개별적인 요구를 이해하고 반응할 것

■ 대상자와의 의사소통이 아예 불가능해진 상황에서도 대상자는 여전히 당신의 관심과 사랑을 원하고 필요로 한다는 사실을 기억할 것. 가벼운 스킨십이나 단지 옆에 있어 주는 것만으로도 대상자와 소통을 계속할 수 있음. 신체적으로 돌봐주는 것도 또한 당신의 관심과 사랑의 메시지를 전하는 행위임

■ 존엄성을 지닌 존재로 대하며, 인내, 공감, 수용 필요

1) 치매대상자의 감정

- 치매대상자는 치매가 진행되면서 병에 걸렸다는 인식을 못하게 되고, 더 심해지면 자신이 경험하는 감정, 어려움 등을 표현하기 어려워짐
- 그럼에도 불구하고 대상자는 여전히 희로애락의 감정을 경험함
- 치매대상자는 주위 사람의 감정을 모방하는 감정 전염emotional contagion 행동을 보일 수 있으므로, 가능하면 긍정적인 감정을 전달할 것
- 대상자가 자신의 감정을 표현할 적절한 단어가 떠오르지 않을 수 있으므로, 그들의 감정을 잘 살필 것
  - 건망증을 실감했을 때 심리: 안절부절 못함, 초조, 불쾌감, 침울, 무기력감, 우울, 비관
  - 초기에 자신의 병을 인식하였을 때: 불안
  - 지남력 상실 시: 혼란, 짜증, 불쾌감, 불안, 초조, 스트레스, 분노, 흥분

- 일상생활 수행능력 저하 시: 상실감, 불안, 무기력감, 불평, 불만, 고독감 등

2) 치매 유형별 의사소통장애

- 알츠하이머 치매: 대명사로 대답함. 치매가 진행되면서 단어를 잘못 말하거나 불명확한 표현이 많아지고 말을 이해하거나 따라서 말하는 것도 어렵게 됨. 기억력장애로 인해 잃어버린 과거를 어떻게든 메우기 위해서 이야기를 끼어 맞추려는 작화증 등이 나타남

- 혈관성 치매: 손상 부위에 따라 운동성 실어증, 감각성 실어증 등이 나타남

- 전두측두 치매: 어떤 행위를 계속 반복하는 '보속증'. 자신이 이미 한 말을 반복하는 '동어반복', 상대의 말을 앵무새처럼 그대로 따라 하는 '반향언어'. 말기에는 가족만 알아들을 수 있을 정도로만 이야기하거나, 말을 거의 하지 않는 '무언증' 등이 나타남

3) 치매대상자의 언어능력을 고려한 의사소통

- 치매대상자가 자신의 의사를 표현하는데 어려움이 있을 경우
  - 대상자가 적절한 단어를 찾기 어려워할 경우
    - 대상자가 힘겹게 단어를 기억해내도록 내버려두기보다는 케어자가 직접 그 단어를 말해주는 것도 좋음
    - 대상자가 틀린 단어를 사용했으나 원래 말하려 했던 단어를 케어자가 알고 있다면, 대상자의 기분을 상하게 하지 않는 범위 내에서 올바른 단어를 알

려주는 것도 도움이 됨

- 대상자가 하는 말이 이해가 가지 않을 때는 구체적인 설명을 요구하거나 손가락으로 물건을 가리키도록 할 수 있음
- 대상자와의 대화 중간에 말이 끊기는 경우에는 대상자가 처음에 말한 몇 단어를 반복해주면 문장을 끝마칠 수도 있음

• 대상자가 무언가를 말하고 싶지만 표현하기 어려워할 경우

- 케어자가 그 내용을 추측해서 되물어 보는 것도 좋은 방법임
- 이때 케어자의 추측이 틀릴 경우 대상자를 괜히 화나게 할 수 있다는 점에 유의할 것
- 대상자들은 긴장하지 않은 상태일 때 의사소통을 더 잘 할 수 있음. 따라서 케어자가 편안해 보여야 하고, 대상자를 재촉하지 말아야 하며, 차분한 환경을 만들도록 노력해야 함

• 대상자가 같은 말을 반복할 경우

- 다른 곳으로 주의를 돌릴 것
- 대화 주제를 바꾸거나, 익숙한 노래를 하게 하거나, 기분을 이야기해 보도록 할 것

• 대상자가 몇 단어를 말할 수 있고, 고개를 젓거나 끄덕이는 것으로 의사표현이 가능한 경우

- 간단한 질문을 하는 방식으로 무엇을 원하는지 알아낼 것

• 대상자와 의사소통할 방법이 아예 없는 경우

- 대상자의 상태를 수시로 점검하기 위해 규칙적인 일정을 짤 것. 식사, 의복, 배설, 피부, 수면, 방의 온도 등을 확인할 것
- 상상력을 발휘하여 대상자의 느낌을 유추해 볼 것

■ 대상자가 다른 사람의 말을 이해하는데 어려움이 있을 경우

• 글자나 단어를 읽는 것은 가능하지만 글로 적힌 내용을 이해하는 일에는

어려움을 겪을 수 있으므로, 대상자가 메시지대로 행동하고 있는지를 파악할 것

- 치매대상자와의 언어적 의사소통 시 다음 사항을 참작할 것
  - 대상자가 케어자의 말을 들을 수 있는지 확인할 것. 노인일 경우 청력이 저하되어 있을 수 있기 때문
  - 목소리의 톤을 낮출 것. 청력이 손상되었을 경우 낮은 톤이 훨씬 알아듣기 쉬움. 높은 톤은 말하는 사람의 기분이 좋지 않다는 신호로 받아들일 수 있음
  - 집중력을 흐트러트릴 수 있는 소리 및 요소들을 제거할 것
  - 복잡한 문장은 피하고 가능한 한 짧은 단어와 짧고 간단한 문장들을 사용할 것
  - 한 번에 하나씩 간단한 질문만 할 것. 복잡한 질문은 대상자에게 부담이 될 수 있음
  - 대상자에게 한 번에 한 가지 일만 하게끔 할 것. 대상자는 여러 가지를 한 번에 기억하거나, 케어자의 지시를 이해하기 힘들어함. 따라서 그 일들을 몇 가지로 쪼개어서 하나씩 할 수 있도록 할 것
  - 천천히 말하고, 대상자가 답할 때까지 기다릴 것
- 비언어적 소통방법을 활용할 것. 대상자와 비언어적으로 소통할 때 다음 사항을 참고할 것
  - 유쾌하고 차분하고 협조적인 태도를 유지할 것
  - 미소를 짓거나, 손을 잡는 등 허용되는 범위 내에서의 스킨십을 통해 관심을 표현할 것(스킨십은 대상자의 개인적 배경이나 치매 진행단계에 따라 민감할 수 있으므로 신중히 할 것). 단, 이러한 행동이 도움이 된다고 생각하는 경우에 한해서임
  - 대상자의 눈을 똑바로 바라볼 것. 케어자에게 집중하고 있는지 확인할 것. 집중하고 있지 않다면 조금 쉬었다가 몇 분 후에 다시 시도할 것

- 단어가 아닌 다른 의사소통 채널을 활용할 것. 물건을 가리키고, 만지고, 대상자에게 물건을 넘겨주는 등. 케어자가 직접 행동이나 손동작으로 보여주거나 하여 일단 대상자가 행동을 시작하게 만들면 계속 진행하는 것이 가능할 수 있음
- 대상자의 행동 뒤에 복잡한 이유가 숨어있을 거라고 생각하지 말 것. 대상자의 뇌는 더 이상 정보를 제대로 처리할 수 없기 때문에 케어자인 당신이 세상을 보는 방식과 그가 보는 방식은 다를 수밖에 없음. 비언어적 소통은 언어적 소통과는 전혀 다른 기술들을 요구함. 따라서 대상자가 무슨 말을 하려는 것인지 이성적으로 생각하기보다는, 느껴지는 대로 받아들이는 것이 더 좋은 방법임

4) 치매 단계별 의사소통

- 대상자의 치매 진행단계별 의사소통 능력은 〈표 4-1〉과 같음

표 4-1 치매대상자의 의사소통능력

치매 단계	의사소통 능력
초기	• 최근 기억 저하 • 경도의 단어 찾기 곤란
중기	• 최근 기억장애 • 과거 기억의 부분 상실 • 단어 찾기 곤란의 심화 • 언어 표현 및 이해 능력 저하 • 집중력 저하
말기	• 대부분의 기억 상실, 실인증 • 대부분의 언어 표현 및 이해 능력 소실

- 치매 진행단계별로 의사소통을 증진시키기 위한 방법은 다음과 같음

■ 초기

- 쉽고 구체적인 단어를 사용할 것
- 천천히 말하고 대상자에게 반응할 시간을 충분히 허용할 것
- 간단히 말하고 한 번에 한 화제에만 머물 것
- 어린아이 취급하며 말하지 말 것
- 대상자가 표현한 감정에 감정이입을 해서 반응할 것. 따뜻하고 지지적인 목소리 톤을 유지할 것
- 대상자가 의미를 생각해내지 못할 때는 다른 언어로 말하거나 다른 정보를 줄 것
- 대화를 잘 이끌어 나가기 위해 질문을 사용할 것. 즐거운 회상을 유도할 수 있는 질문을 할 것
- 대상자의 집중력의 한계를 알아서 대화 도중 그 시간을 넘지 않도록 할 것
- 대상자가 본론에서 벗어나면 적합한 질문을 해서 즉시 화제를 되돌릴 것
- 중요한 내용은 반복할 것
- 현재 시제로 말할 것

■ 중기

- 대상자에게 말하기 전에 그들의 주의를 집중시킬 것
- 쉽게 산만해지고 혼동하므로, 환경을 조용하고 단순하게 할 것
- 눈을 마주 보며 대화할 것
- 평상시보다 더 큰소리로, 그리고 모든 사람과 대상을 이름으로 부를 것. 그, 그것, 그들 등 삼인칭 대명사의 사용을 피할 것
- 주로 사용하는 단어와 문구를 활용하여 구체적으로 말할 것
- 대상자가 맞지 않는 단어를 사용해서 무엇을 부탁하는지 확실히 모를 때에는 선택할 수 있는 질문을 통해 대상자에게 선택권을 줄 것
- 화제를 갑자기 바꾸지 말 것

- 대상자가 말하는 것을 경청할 것. 말의 억양, 표현, 몸동작은 실제 오가는 말보다 대상자 내면에서 일어나는 것에 대해 좀 더 많은 것을 말해줌
- 대상자가 반응하지 않을 경우, 한 번 더 반복하여 질문할 것
- 대상자의 대답을 기다릴 것
- 손짓, 몸짓 등을 사용하여 메시지를 전하거나 시범을 보이는 것도 효과적임

■ 말기

- 반드시 시선을 맞출 것
- 케어자를 알아보지 못할 때는 케어자의 이름을 말해줄 것
- 대상자와 뭔가를 하기 전에 케어자인 당신의 의도를 말해줄 것
- 대화할 때는 평소보다 2배 정도 천천히 말하고, 최대한 분명하게 발음할 것
- 반응이 없어도 이야기를 계속할 것
- 대상자가 이야기에 귀를 기울이고 있다는 것을 항상 기억할 것
- 이야기하는 동안 대상자가 안심할 수 있도록 손이나 어깨 등을 부드럽게 토닥여줄 것
- 비언어적인 메시지도 놓치지 말 것
- 대화가 끝난 뒤에는 항상 작별인사를 할 것

참고 쓰지 않아야 할 말

- "또 시작이에요?"
- "그렇게 하면 안 돼요."
- "방금 전에 말했잖아요."
- "이런 것도 못해요?"
- "정신차려요!"
- "아무 것도 모르면서……."
- "적당히 좀 하세요."
- "어린애와 똑같다니까."
- "창피해요."
- "지겨워 죽겠어."

출처: 장상근(2003)

05

치매대상자의 식사관리

1. 치매대상자의 영양관리

- 알츠하이머 치매대상자의 약 90%가 체중감소를 보이는 것으로 보고됨

- 점진적인 체중감소는 사망률을 증가시키고, 감염에 대한 저항력을 감소시키며, 욕창 발생을 증가시킴

- 치매 말기에는 영양결핍, 탈수, 연하곤란의 위험이 증가됨

- 뇌에 도움이 되는 영양소의 공급으로 뇌기능을 향상시키고 더 이상의 퇴화를 방지할 것

1) 치매 초기

- 문제
  - 식품을 다양하게 섭취하지 않을 가능성이 큼. 이에 따라 비타민 결핍이 우려됨
  - 먹는 것을 잊어버리거나 이미 먹었는데도 또 먹으려 할 수 있음

- 마시는 것을 잊어버리거나 일부러 물을 안 마실 수 있음. 이에 따라 탈수 등의 건강상의 문제가 생길 수 있음
- 카페인 섭취로 요실금 또는 불안 등의 증세를 보일 수 있음
- 알코올 섭취패턴이 변화하여 전보다 과음할 수 있음
- 냉장고의 상한 음식을 인지하지 못할 수 있음
- 더러운 그릇을 사용할 수 있음
- 불에 올려놓은 음식을 잊어서 화재가 발생할 염려도 있고, 충분히 가열하지 않은 채 먹을 수 있음
- 여러 가지 음식을 준비하는 것에 어려움을 느낄 수도 있음
- 장보기가 어려워질 수 있음
- 하루 종일 집에서 끼니를 거른 채 생활할 수 있음
- 본인의 음식 섭취에 대한 진술을 믿을 수 없는 경우가 있음

■ 대처

- 가능하면 오래 보관할 수 있고 쉽게 먹을 수 있는 양질의 영양가 있는 식품을 고를 수 있도록 도울 것
- 잘 상하지 않는 간식, 주스, 물 등을 눈에 잘 띄는 곳에 두어 수시로 먹을 수 있게 할 것
- 복합 비타민 영양제를 비롯하여 영양제 복용을 권장할 것
- 다량의 카페인 함유 식품 섭취를 제한할 것
- 알코올 섭취를 모니터링할 것
- 냉장고와 식품창고를 체크하여 상한 음식, 유효기간이 지난 음식은 버릴 것
- 식기세척을 도와줄 방법을 고안하던가, 1회용 식기 사용을 고려할 것
- 버너 사용보다는 전자레인지 사용을 권장할 것
- 식단을 단순화할 것
- 장보기를 도와줄 것

- 집에 음식을 배달해 주거나 식사준비 도우미를 활용하도록 할 것
- 음식 배달이 어려운 휴일 또는 주말에는 간단히 해동 또는 전기파 가열로 먹을 수 있는 식품을 미리 배달해 줄 것
- 음식 섭취량을 알아낼 수 있는 방법을 마련할 것(가족이나 이웃에게 식사 때 들러보게 하든지, 음식저장고 · 냉장고를 살펴보는 등)
- 체중과 입고 있는 옷의 크기 변화 등을 모니터링할 것
- 의사에게 혈중 영양소 수준을 주기적으로 검진받도록 할 것

2) 치매 중기

■ 문제

- 먹는 능력(씹기 등)이 변화함
- 음식에 대한 흥미를 잃고, 냄새를 잘 못 맡음
- 치매대상자의 식품섭취에 대한 진술은 사실 확인이 필요함
- 단 음식 섭취가 증가함
- 배고픔을 잘 표현하지 못함
- 체중이 감소함. 특히 활동량이 많은 치매대상자의 경우에는 더 심함
- 한 접시에 여러 가지 음식이 있으면 혼란스러워함
- 도움 없이는 음식 준비가 불가능함
- 식탁 예절을 잊어버림
- 음식을 감추거나 보관했다가 상한 채 놔두거나, 상한 것을 먹기도 함
- 식품이 아닌 물질을 먹음

■ 대처

- 필요한 식사량과 보충제 양을 판정할 것

- 구강위생과 치아 건강을 좋게 유지할 것
- 가능한 전에 먹던 일상적인 환경과 유사하게 맞춰줄 것
- 음식 섭취를 도와줄 여러 방안들을 시도할 것
  - 들고 다니며 먹을 수 있는 손가락 음식finger food의 사용
  - 주기적으로 다양한 음료의 제공
  - 단순 당만 있는 단 음식이 아니라, 영양가도 있으면서 단 음식 또는 대체 감미료를 사용한 음식을 제공할 것
  - 식욕을 돋울 향신료와 색깔을 사용할 것
  - 음식을 한 번에 한 가지씩 제공할 것
  - 먹는 장소, 식탁, 테이블보, 식기류를 단순화할 것
  - TV 시청을 하면서 먹는 것을 삼갈 것
  - 평소 좋아하는 음식을 제공할 것
- 정기적으로 음식 저장고와 냉장고를 살펴보고 버려줄 것
- 음식처럼 보일 비식품을 치울 것
- 체중 등으로 식품과 수분 섭취를 모니터링할 것

3) 치매 말기

■ 문제

- 음식을 인지하지 못하고 그것을 가지고 놀음
- 음식을 주머니 안에 넣어 둠
- 의치를 끼지 않으려 함
- 어떻게 씹는지 잊어버림
- 삼키는 것을 잊어버리거나 삼키는 기능이 잘 안됨
- 적절하게 먹는 데도 체중이 감소함

- 영양지원의 필요가 있음

■ 대처

- 전문적인 영양상태 판정이 필요함
- 구강과 치아를 청결하게 유지하여 박테리아 번식을 방지할 것
- 매 끼니 식사를 도와줄 자원봉사자, 가족 및 의료관계자에게 먹이는 방법을 교육할 것
- 씹고 삼키기 쉬운 음식을 준비할 것
- 편안한 분위기에서 식사할 수 있도록 조용한 음악, 조명, 깨끗한 실내 환경 등을 갖출 것
- 경관급식을 할지, 영양 지원을 중단할지 가족 및 의료진과 함께 결정할 것

2. 조리와 식사관리

1) 조리

- 치매대상자와 함께 장보기, 조리, 설거지를 함으로써 대상자가 잔존기능을 유지하도록 할 것
- 치매대상자를 조리과정에 참여시킬 경우 화상, 자상 등과 같은 안전사고 예방에 노력을 기울일 것
- 조리 시 가능하면 부드럽게 하고, 질식 위험이 없는 크기와 질감으로 준비할 것
- 대상자의 식습관을 존중하여 좋아하는 음식을 만들되, 건강에 좋은 음식을 준비할 것
- 영양을 골고루 섭취하도록 단백질은 풍부하게, 염분은 적게 넣어 조리할 것

2) 식사관리

(1) 음식물의 입안 통과 효과

- 구강 내 세정 작용
- 저작으로 인한 뇌혈류 증가
- 치열 보존
- 생활 리듬 유지
- 면역력 증가

(2) 식사 시 사고를 최소화하는 방법

- 식사 중 필요한 물품은 미리 정리를 해놓아 식사 도중 일어나거나 중단하는 일이 없도록 할 것
- 이물질 섭취를 방지할 것. 세제, 약품, 가위, 성냥, 칼 등을 손에 닿지 않는 곳에 보관하고 식탁 위에도 불필요한 조미료, 향신료, 꽃, 장식품 등을 모두 치울 것
- 낙상에 주의할 것. 식탁의자에 바닥과 대조적인 색깔의 방석을 깔아주어 식탁의자에 앉으려다가 바닥에 주저앉거나 발을 헛디디는 일이 없도록 할 것
- 국이나 찌개 등의 더운 음식을 제공할 때 너무 뜨겁지 않고 따끈한 정도로 제공하여 화상을 방지할 것
- 사레들리거나 질식하지 않도록 도울 것
  - 약을 물에 타서 먹이기보다는 과일, 죽, 아이스크림, 요플레 등에 섞어 줄 것
  - 식사 도중 기침이 나올 경우 잠시 중단했다가 기침이 멈춘 후에 다시 식사하도록 할 것
  - 식사를 천천히 하도록 하며 식사 도중 이야기를 하지 않도록 할 것
  - 단단한 사탕, 땅콩, 팝콘, 껌 등은 질식의 위험이 있으므로 피할 것
  - 연하곤란이 있는 경우, 액체 음식보다는 걸쭉한 액체를 제공할 것

- 식사 후에는 대상자의 입안에 음식이 남아 있지 않은 지 확인할 것
- 항상 질식 사고에 대비할 것. 질식 시 응급처치 요령을 숙지해 둘 것

(3) 식사관리 시 준비사항

- 식사 전에는 화장실에 가거나 기저귀를 갈거나 해서 안정된 상태에서 식사를 할 수 있도록 할 것
- 고개를 앞으로 숙인 채 식사하고 절대로 머리를 뒤로 젖히지 않도록 하여 음식물이 기도로 넘어가지 않도록 할 것
- 평소 신체활동을 충분히 하여 대상자가 식욕을 잃지 않도록 할 것
- 대상자 특성에 맞게, 즐거운 식사가 되도록 할 것(케어자의 태도와 그 장소의 분위기는 식욕에 영향을 줌)
- 다른 사람과 함께 식사하도록 할 것(하루 중 한번, 혹은 일주일 중 몇 번)
- 기분 전환, 소외감 감소, 기동성 유지
- 스스로 먹을 수 있도록 도울 것
- 시간을 정해서 규칙적으로 식사를 제공할 것
- 마비, 경직 시 식사보조도구를 활용할 것(그림 5-1)

그림 5-1 식사 보조 도구들

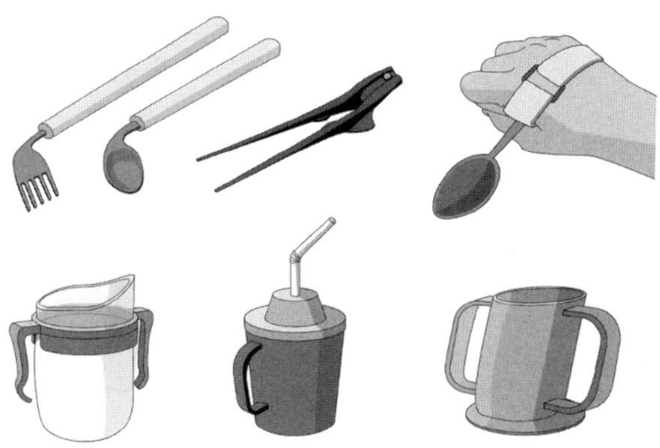

(4) 상황별 식사관리

■ 혼자 힘으로 식사할 수 있는 대상자의 경우

- 먼저 손을 씻고 받침상을 준비할 것
- 대상자가 쉽게 식사할 수 있도록 상체를 일으켜 세울 것(쿠션, 베개 등 이용)
- 식사용 앞치마 또는 수건을 댐
- 식단을 설명함
- 처음에 국물부터 시작할 것: 위액, 타액 분비 촉진
- 입속의 상태를 보면서 너무 많은 양이 들어가지 않게 주의하며, 천천히 식사하도록 할 것
- 식후에는 물이나 차를 마시도록 할 것
- 티슈 또는 물수건으로 입 주위를 닦아내고 상을 정리함

■ 침상에 앉을 수 있는 대상자의 경우

- 준비물
  - 메뉴에 맞는 젓가락, 수저, 앞치마, 티슈, 물수건, 베개, 오버 테이블
- 유의사항
  - 배설욕구 확인, 식사 알림, 오버테이블 배치, 대상자의 자세 조정, 앞치마 사용
  - 스스로 앉아 있을 수 있는지, 앉을 수는 있으나 도움이 필요한지에 따라 케어방법, 정도 다름
  - 상하조절이 가능한 침대 상반신 90도 정도. 머리 위치가 흉부보다 앞이 되게 등에 베개를 댈 것
  - 최대한 스스로 식사하도록
  - 테이블 높이 적절히
  - 서로의 시선이 마주보는 위치에서 침착하게 케어

■ 와상상태 대상자의 경우

• 준비물

- 메뉴에 적합한 젓가락, 수저, 꺾인 빨대, 앞치마, 턱받이, 티슈, 물수건, 베개, 함수용액

• 유의사항

- 한 입에 넣을 수 있는 양, 시간 고려(수분 적거나 신맛 강한 음식, 온도 유의)
- 식사용기를 받침접시로 하여 입주위로 옮겨 흘리지 않도록 입 안쪽으로 삼킨 것을 확인 후 다시 음식을 줄 것
- 식후 구강간호 필수

■ 편마비 대상자의 경우

• 준비물

- 식사능력에 맞는 식사도구, 앞치마, 티슈 또는 물수건, 베개, 타월, 미끄럼 방지 매트

• 유의사항

- 가능한 앉은 자세에서 스스로 식사할 수 있는 것을 목표로 할 것
- 옆을 보고 누운 대상자의 시중을 들 경우, 음식물이 잘못 들어가는 것을 방지하기 위하여 건강한 쪽을 밑으로 할 것
- 식사도구 사용 권장
- 마비있는 쪽 체간을 타월, 베개 등으로 지지해 줄 것
- 식사 중 연하장애 관찰
- 마비된 쪽 입가에서 음식물이 흐르는 경우 자연스러운 태도로 닦아줄 것
- 식사시간이 너무 걸려 피로해 하는 경우 적절한 도움을 제공할 것
- 메뉴 계획, 식사 준비 시 용이하게 식사할 수 있도록 다양한 조리법을 이용할 것
- 마비된 쪽 뺨부위에 음식찌꺼기가 남아 있는지 확인할 것

- 구강간호 실시

참고 탈수

■ 탈수 증상 관찰
- 원기 없음
- 소변량 감소, 짙은 색, 횟수 감소
- 입술과 혀 등 입안 건조
- 침이 끈끈하고 말하기 힘들어 보임
- 피부 탄력성이 없고 꺼칠함
- 식욕부진 지속
- 원인 모를 미열
- 두통, 현기증, 오심, 갈증 호소
- 의식의 혼탁(평소와 달리 말하거나 행동함)

■ 탈수 시 케어
- 증상 관찰
- 수분, 식사의 섭취량과 배설량 관찰. 필요시 기록(사용 용기의 용량 계산)
- 탈수가 발생하기 쉬운 상황을 피할 것(실내온도, 습도 유지, 강한 맛 음식 피할 것)
- 식중 또는 식후 수분 섭취 강구(물, 차, 국물, 즙이 많은 과일 등)
- 마시기 익숙한 음료를 몸 가까이에 준비해 둘 것
- 야간 배뇨 때문에 수분 섭취를 의식적으로 기피 시, 낮에 수분을 충분히 섭취하도록 할 것(기상 이후~저녁시간 수분 섭취 격려)
- 수분 섭취를 싫어하는 경우 좋아하는 음료를 마련해둘 것
- 목욕 후, 운동 후, 땀이 많은 계절에는 의도적으로 수분 섭취시간을 마련할 것

(5) 식사 관련 문제

■ 과식

- 원인
  - 먹었다는 사실을 잊어버림
  - 약의 영향으로 식욕이 항진됨
  - 할 일이 없으니 먹는 데만 집착하게 됨

• 대처

- 다 먹은 그릇을 한동안 그대로 둬서 먹었다는 사실을 인식할 수 있도록 함
- 다 먹은 뒤 충분히 수분을 섭취하도록 해 만족감을 줌
- 약이 원인이 되어 식욕이 지나치게 항진된다면 원인이 되는 약(예: 항우울제) 등을 줄여달라고 요청할 것
- 금방 배고픔을 호소할 때는 건어물이나 사탕 등 먹는 데 시간이 걸리는 간식을 제공할 것. 하루의 칼로리를 늘리지 않는 방법을 강구할 것

■ 식사 거부

• 원인

- 허약해져서 식욕이 없음
- 약물 영향으로 식욕이 없음
- 치매대상자에게는 삼키기 힘든 음식이라 먹지 않음
- 약물 영향이나 고령 탓에 타액이 줄어들어 먹기 힘듦
- 영양불량에서 오는 미각 이상 등으로 인해 맛있다고 느끼지 못함
- 식사를 식사로 인식하지 못함
- 식사에 독이나 약이 들어 있다는 의심 때문에 먹지 않음
- 식사를 만드는 사람이나 먹이려는 사람이 싫어서 먹지 않음

• 대처

- 식사를 거부하는 이유를 찾는 게 중요함. 그 이유에 따라 대책을 강구할 것
- 식욕이 안 생김: 치매 치료약이 원인인 경우가 있음. 그런 경우 약의 감량이나 중지, 위약 추가가 효과적일 수 있음
- 타액 감소: 항콜린작용이 있는 약물을 체크하여 감량 · 중지하거나, 또는 타액선의 마사지, 마른 오징어를 씹도록 하는 것도 효과적임
- 음식이라고 인식하지 못하는 경우: 음식에 주의집중을 하고 다른 곳으로 주의를 돌리지 않도록 냄새를 맡게 하거나 눈 앞에 음식을 보이거나 음식

을 가까이 대줄 것. 색깔 대비가 되는 그릇을 사용하여 음식을 담을 경우 인식하기가 용이할 수 있음

- 대상자가 연하기능이 저하되어 삼키기 힘들면 삼키기 쉽도록 조리한 음식을 제공하거나, 쉽게 사레가 들면 건더기와 국물을 나눠서 담아주는 등의 방법을 사용해볼 것

참고 **NT로봇, 환자들을 위한 식사 로봇과 웨어러블 보행 로봇 전시**

'인간과 로봇의 공생'을 경영 이념으로 하는 NT로봇은 식사보조 로봇 '케어밀(CareMeal)'과 척추손상 환자를 위한 웨어러블 보행 로봇 '리워크(ReWalk)'를 선보였다.

케어밀은 근력이 부족하여 혼자 식사가 어려운 환자를 위한 로봇이다. 밥과 반찬을 집어주는 팔(그랩 암)과 입에 음식을 넣어주는 팔(스푼 암)으로 구성된 이 로봇은 조이스틱으로 식사 동작을 제어할 수 있으며, 휴대전화에서 전용 앱을 이용해 식사 속도와 순서, 일 회 식사량도 설정할 수 있다. NT로봇 관계자는 "케어밀은 숟가락의 교환이 쉬워 개인뿐 아니라 요양 시설에서도 교대로 사용할 수 있는 로봇"이라고 설명했다.

NT로봇이 케어밀과 함께 전시한 리워크는 환자들의 보행을 위한 웨어러블 로봇이다. 척추손상 등으로 하반신이 불편한 환자의 재활과 이동을 돕는다.

김동원(2018)
http://www.hellot.net/new_hellot/magazine/magazine_read.html?code=201&sub=004&idx=43177

06

치매대상자의 위생관리

1. 개인위생 관리

- 신체 청결과 외모 유지를 위한 활동임

- 개인위생 관리는 인위와 긍정적인 자아상을 확립하고 감염과 질병을 예방함

- 케어 시 프라이버시를 보장하고 대상자를 존중하며, 안전과 안위를 도모할 것

1) 세수

- 아침의 세수는 긴 잠에서 깨는데 매우 중요한 활동임

- 세수 방법을 알려주고 구두 지시나 시범을 보일 것

- 비누, 세제 등을 삼키지 않도록 잘 살필 것

- 매일 1회는 눈, 코, 귀의 청결에 유의할 것. 민감한 조직이므로 씻을 때 손상과

불편감을 최소화할 것

• 눈
  - 깨끗한 물수건으로 눈의 안쪽에서 바깥쪽으로 닦아줌
  - 각 눈을 닦을 때 수건의 다른 면을 사용할 것
• 코
  - 부드럽게 코를 풀어 코 안의 분비물 제거. 코를 강하게 푸는 것은 고막, 코 점막, 민감한 눈 조직에도 손상을 줄 수 있으므로 주의할 것
  - 스스로 코의 분비물을 제거할 수 없다면 케어자는 물/식염수에 적신 수건이나 면봉으로 도움을 제공할 것. 이때 솜 길이보다 더 깊이 면봉을 삽입하지 않음
• 귀
  - 깨끗한 물수건으로 안쪽→바깥쪽 순으로 닦아줌
  - 귀지는 부드럽게 귀를 잡아 귀 입구가 보이게 하여 조심스럽게 제거할 것. 핀 등 날카로운 도구는 이도에 상처를 입히고 고막을 파열시킬 수 있으므로 사용해선 안됨
  - 귓속도 면봉으로 깨끗이 닦아내는 것이 좋으며, 귀지가 있다면 따뜻한 올리브유를 면봉에 묻혀서 귀지를 부드럽게 했다가 닦아 줄 것. 그러나 면봉도 귀지가 이도에 축적되도록 할 수 있으므로 제한적으로 사용할 것
  - 치매대상자가 종종 안 들린다고 호소할 때는 바로 이비인후과에 가서 진료를 받도록 할 것

■ 세면장까지 가는 것이 어려운 경우는 적신 물수건으로 닦기만 해도 충분함
  • 얼굴 닦는 순서: 눈 밑→눈썹 위, 이마→코 중앙→코 양옆→양 뺨→입술 위→입술 아래→목부위

■ 세수 후에는 빗으로 머리를 빗도록 함

■ 남성 대상자에서 면도가 필요할 때:
- 콧수염으로 음식물 또는 콧물이 묻어 지저분해질 수 있으므로 짧고 단정하게 깎는 것이 위생상, 미관상 좋음
- 판단력이나 운동기능에 이상을 있을 경우 안정상의 이유로 일회용 면도기는 피할 것
- 전기 연결식은 전기 사용에 주의가 필요하므로 건전지를 사용하는 면도기나 충전식 면도기가 바람직함
- 면도 후 화장수를 바르는 것도 기분 전환에 도움이 됨

2) 손 씻기

■ 감염증으로부터 건강을 지키기 위해 빼놓을 수 없는 행위임

■ 매 식사 전에 반드시 비누와 물을 사용하여 손을 씻도록 할 것

■ 화장실의 조명을 밝게 하고, 세면대 위에 비누를 미리 준비해 두며, 수건도 준비해 둘 것

3) 구강 청결

■ 구강위생은 입, 치아, 잇몸, 입술의 건강상태를 유지하는 것

■ 철저한 구강위생은 안위 증진, 식욕 자극, 플라크 형성과 충치 방지, 구강질환 예방을 위해 필요함

■ 특히 노인 대상자의 경우 세심한 구강관리가 필요

■ 식사 직후에 하는 것이 효과적임

■ 출혈, 통증, 병변의 존재 여부를 관찰할 것

■ 스스로 할 수 있는 경우

- 솔이 적은 부드러운 칫솔 사용. 잇몸과 치아의 출혈 방지를 위함
- 양치도구를 순서대로 놓아두어 대상자가 스스로 칫솔질을 할 수 있도록 할 것
- 양치동작을 단계별로 지시하거나 옆에서 동작을 시범할 것
- 칫솔질을 잊은 경우, 대상자의 손으로 칫솔을 잡도록 부축하여 칫솔을 입속에 넣은 후 움직여주면 칫솔질을 생각해 내기도 함
- 혀의 표면과 측면도 가볍게 닦을 것. 이때 구역반사가 일어나지 않도록 주의할 것
- 치실, 치간 칫솔 적용
- 양치한 물을 뱉지 않는 경우: 머리 숙여줌, 칫솔이나 손가락을 넣고 말을 건넴

■ 스스로 할 수 없는 경우

- 대상자가 가장 잘 협조할 수 있는 시간을 택해 칫솔질을 도와줄 것
- 거부하는 경우 물 치약을 거즈에 묻혀 닦아줌. 부드럽고 조심스럽게 실시하여 연하반사나 구토를 예방할 것. 이때 케어자는 손가락을 물리지 않도록 조심할 것
- 치매대상자가 삼킬 수 있으므로 가글링은 금할 것
- 구강 내 용액이 남아 있으면 폐로 흡인될 수 있으므로 주의할 것

- ■ 의치
  - 대상자가 스스로 할 수 없다면 케어자가 해야 함
  - 매 식사 후 빼내어 물로 닦고 하루 1번은 의치 전용 세정제를 사용하여 의치용 솔로 충분히 세척할 것. 음식 찌꺼기와 미생물 제거, 구강조직의 감염 예방 목적
  - 잇몸에 무리가 가지 않도록 하루 6~8시간 정도만 둘 것
  - 의식장애가 있거나 사용하지 않을 경우 반드시 빼내두고, 뒤틀림을 방지하기 위해 뚜껑이 있는 전용 그릇에 물을 넣고 담가둘 것. 종이나 냅킨 위에 둘 때는 쉽게 버려질 수 있음
  - 구강 내의 조직은 변하므로 최소 1년에 한 번은 정기검진을 받을 것
  - 의치에 균열, 구강 불편감, 구강 내 병변 등은 의료인에게 보고할 것

4) 손 · 발톱 관리

- ■ 주기적(2~3주)으로 짧게 잘라 주되, 손톱은 둥글게, 발톱은 일자로 잘라줄 것

- ■ 손톱이나 발톱 옆을 너무 깊이 자르면 주변 조직을 파고 살 속으로 들어가서 감염의 원인이 될 수 있음

- ■ 혈액순환을 원활히 하고 낙상을 방지하기 위해 너무 조이거나 헐렁한 신발은 피할 것. 발의 혈액순환을 촉진하는 운동 또는 마사지를 할 것. 발을 따뜻하게 보호하기 위해 양말 또는 덧버선을 신겨 줄 것

5) 두발의 청결

- 대상자 상태에 따라 융통성 있게 할 것. 머리감기 횟수는 대상자의 일상적인 습관과 모발상태에 따라 다름. 대상자가 땀을 많이 흘리거나 치료로 혈액이나 용액이 모발에 남아 있을 경우 더 자주 머리감기를 해야 함

- 누워있거나 손이 자유롭지 않은 경우, 머리는 가능한 짧은 형이 좋음

- 세발은 목욕 시 하는 것이 좋으나, 부득이한 경우 따로 하기도 함

- 머리의 지방샘, 땀샘의 분포를 고려해서 앞머리 부분을 잘 씻겨야 함

- 침상에서 머리를 감길 경우, 세발보조기구를 만들어서 사용할 수 있음(그림 6-1)
  - 타월을 말아서 랩으로 쌈(a)
  - 사각 비닐포를 마름모꼴 형태로 놓음 (b)
  - 랩으로 포장한 타월을 반쯤 말 것(c)
  - 양 끝을 빨래집게로 묶고 뒤집어서 사용하면 됨(d)

그림 6-1 세발보조기구 대용품 만들기

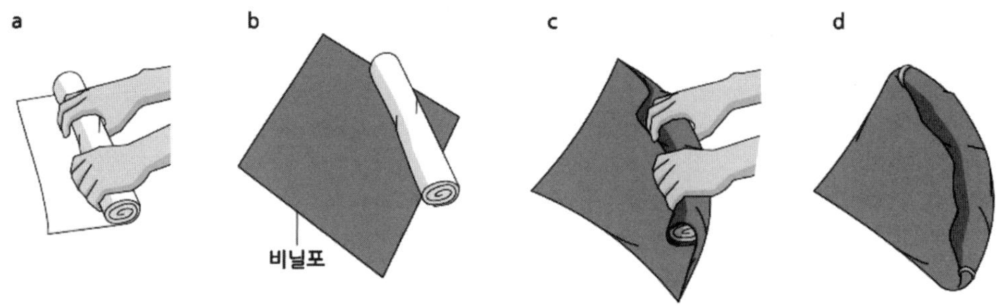

■ 머리 빗질하기

- 자주 빗질하는 것은 모발을 깨끗하게 하고 머리의 오일을 재분배해주는 효과가 있음
- 대상자에게 머리 빗질하기를 격려할 것. 기동성에 제한이 있거나 협조가 어려운 대상자는 케어자가 도울 것

6) 목욕

■ 목적

- 청결 유지
- 감염예방
- 심신의 긴장 완화
- 통증 완화 효과 등

■ 문제

- 목욕을 하기 싫어함
- 몸은 움직이나 순서를 모름
- 입욕 동작을 못하게 됨(도움이 필요한 정도가 늘어남)
- 목욕물 온도 조절이 어려워짐
- 욕조에서 나오기 싫어함

■ 대처

- 목욕을 하기 싫어하는 대상자에게는 이유가 있음
- 목욕을 권할 것
  - 목욕하는 것을 상상할 수 있도록: "욕탕에 들어가요."

- 치매대상자 본인이 씻고 싶어지도록: "목욕 1등"
- 친한 사람이나 신뢰관계가 구축된 사람에게 권유해달라고 할 것
- 자연스럽게 옷을 벗을 수 있도록 말할 것
- 목욕 후 시원한 음료를 기대하도록 할 것

• 목욕을 싫어할 경우
- 씻기 싫어할 경우, 이유가 있는지 찾아볼 것
- 어떻게 권유할지를 고심해볼 것("등 밀어드릴게요"). 시간차를 두고 다시 권해보거나 케어하는 사람을 바꿔보는 것도 한 방법임
- 목욕이 기분 좋은 것임을 느낄 수 있도록 수욕·족욕부터 시도해보고 발끝부터 샤워기로 물을 조금씩 뿌리는 것도 효과적임
- 입욕 시간대를 변경해볼 것. 희망하는 시간대가 있는지 알아보고 그 시간대에 맞춰볼 것
- 목욕실 환경을 안전하고 안락하게 정비할 것

■ 목욕 시 유의사항

• 치매대상자는 목욕하는 것을 잊어버리거나 아예 그 필요성을 느끼지 못하는 경우도 있으므로, 자존심이 상하지 않도록 잘 설득하는 것이 중요함
• 치매대상자가 목욕하기를 거부하는 이유는 절차가 복잡하기 때문일 수 있으므로, 그 과정을 단순화시킬 것
• 목욕하는 과정을 단계별로 나누어 한 가지씩 대상자에게 이야기하고 시행해 나가는 것이 좋음. 이때 지시하거나 빈정거리는 말투는 삼갈 것. 한 번에 한 가지씩만을 요구하면서 정중하게 대할 것
• 목욕은 규칙적으로 일정한 시간에 정해진 방법에 따라 시행해 나가는 것이 좋음. 이는 치매대상자의 협조를 받기가 용이할 수 있고 거부감을 줄일 수 있기 때문임
• 비교적 에너지가 있는 오전에 시행하는 것이 좋음. 공복 시나 만복 시엔 피

할 것

- 욕실과 물의 온도에 차이가 없도록 할 것. 목욕물의 온도는 40~43℃가 적절함
- 치매대상자가 안정감을 느끼며 미끄러져도 위험하지 않도록, 욕조에 채우는 물의 양은 앉았을 때 다리가 잠길 정도로 받을 것
- 욕조에 들어가거나 일어설 때 이용할 수 있는 손잡이를 설치하고, 목욕탕 바닥이나 욕조가 미끄럽지 않게 욕조와 욕실바닥에는 매트, 미끄럼방지 테이프를 이용하는 것이 좋음
- 목욕시간은 짧게 할 것. 보온 유지에 주의
- 목욕을 마치면 옷을 입기 전에 몸을 자세히 살펴보고 피부염, 반점, 욕창, 상처 등이 없는지를 살펴 필요시 즉각적인 조치를 취할 것
- 목욕 후 수분섭취와 휴식 도모
- 혼자 목욕이 가능한 환자도 항상 관찰하여, 사고를 예방할 것
- 운동실조증이 있는 대상자는 넘어져 다칠 수 있기 때문에 샤워보다는 욕조에서 목욕하는 것이 안전함. 욕조 시설이 없다면 샤워실 내에 지지대를 설치하거나 목욕 시 보조의자를 비치하면 좋음
- 순환기질환자는 의료인으로부터 목욕 전 혈압, 맥박, 체온 점검 후 실시
- 목욕 중 이상이 느껴지면 즉시 욕조에서 꺼내고, 필요시 의료인에게 알릴 것

■ 침상목욕

- 욕조, 샤워기 등을 이용한 목욕을 할 수 없는 경우에 침상목욕을 시킴
- 완전 침상목욕과 부분 침상목욕이 있음
- 완전 침상목욕:
  - 와상상태의 대상자나 모든 관리를 의존해야 하는 대상자를 위해 사용함
  - 목욕 전에 먼저 대상자의 관절가동범위를 사정하여 보조 여부 및 정도를 결정할 것

- 목욕 전에 욕실을 따뜻하게, 욕조 바닥에 매트를 깔 것
- 갈아입을 옷, 타월 준비
- 목욕 중 사용되는 물품은 대상자의 욕구를 고려할 것
- 비누와 물을 사용하여 세척할 필요가 없는 일회용 물품세트가 시판되기도 함
- 근육 모양을 따라, 30㎝ 정도 왕복해서, 혈액순환에 도움이 되도록 몸의 말단에서 중심 방향으로 닦을 것
- 닦는 순서의 예: 눈→얼굴→팔, 액와, 손→가슴→복부→등→다리, 발→회음부→항문의 순. 항상 동일한 순서로 실시할 것

• 부분 침상목욕:
- 제한된 활동이나 허약, 대상자가 완전 침상목욕 거부 시
- 몸의 일부를 씻을 때 사용

■ 목욕 보조 시 사고 방지법

• 목욕의자가 가벼워 대상자를 일으킬 때 의자와 대상자가 함께 넘어갈 수 있으므로 유의할 것
• 누워있는 대상자는 갑자기 일으키면 기립성 저혈압이 유발될 수 있음
• 욕실 바닥이 미끄럽지 않도록 할 것
• 대상자가 욕조에 들어간 이후에 더운물을 틀어선 안됨
• 옷 입고 벗을 때 사고에 유의할 것
• 대상자를 혼자 두고 자리를 뜨지 말 것

7) 생식기 청결

■ 의존적이거나, 실금이 있는 대상자에게 중요함

- 음부, 요도구, 항문 등의 관리를 포함함

- 항문에 가까워 세균 증식이 쉽고, 분비물로 냄새나고 불결해지기 쉬움

- 청결히 해서 악취, 가려움증, 염증, 감염 등을 예방할 것

- 씻기 전에 설명할 것

- 새 물을 사용할 것

- 물 온도에 주의

- 겹치는 부분을 잘 닦도록 할 것

- 이동식 변기를 사용하는 경우
  - 양쪽 발을 벌린 상태에서 허리 아래로 비닐과 수건을 깔고 무릎을 세운 후 변기를 받친 상태에서 미온수, 비누, 수건을 사용하여 닦을 것. 같은 면으로 두 번 닦지 말 것
  - 변기 꺼낸 후 마른 수건으로 물기 닦고 건조시킬 것

- 앉은 상태를 유지할 수 없는 경우
  - 누운 상태에서 침대 위에 방수 시트를 깔고 음부에 약간 따듯한 물을 뿌리면서 부드러운 천으로 씻어 낼 것
  - 씻어 낸 후 마른 수건으로 물기를 제거함

■ 남성의 경우

- 목욕 중이나 실금 후 제공
- 피부상태를 잘 관찰하고 기록할 것

■ 여성의 경우

- 생식기 부위의 앞에서 뒤쪽, 즉 요도에서 항문 방향으로 세척하는 것이 중요. 요도 감염, 질내 세균염의 예방을 위함
- 프라이버시 유지가 중요
- 피부상태를 잘 관찰하고 기록할 것

2. 옷 갈아입기

1) 문제

- 옷 갈아입기 자체를 못함(순서를 모르는 등)
- 때와 장소에 맞는 옷을 고르지 못함
- 옷을 갈아입기 싫어함
- 같은 옷만 입고 싶어함
- 갈아입어도 금방 벗어버림

2) 대처

- 입기 편한 옷을 골라 권할 것. 약간 큰 사이즈의, 신축성 있는 소재의 옷으로, 뒤집어쓰는 옷보다는 앞을 여닫는 옷이 갈아입기 좋음. 단추를 채우기 어려

운 경우 큰 단추가 달린 옷이나 찍찍이 등으로 바꿔 스스로 입고 벗을 수 있도록 할 것

- 대상자에게 제한된 수의 옷을 제공할 것
- 대상자에게 두 가지 중의 하나를 고르도록 하여 혼돈을 줄이면서 본인이 고른 옷에 자부심을 느끼도록 만들 것. 이때 예쁘다고 칭찬할 것
- 대상자가 혼자서 옷을 입을 수 있도록 순서대로 놓아 주고 시간이 걸려도 기다릴 것
- 옷마다 입는 법을 간단히 지시하며 필요시 반복해서 말해줄 것. 예컨대 양말을 신을 때에는 앉아서 신으라고 하고, 이해하지 못하면 실제로 보여주면서 따라 하도록 함
- 옷을 입는 동안 치매대상자를 의자에 앉히거나 치매대상자를 도와주기 위해 옆에 있어야 하며, 안전한 장소에서 옷을 입게 할 것

■ 옷 갈아입히기 시 유의사항

- 치매대상자의 잔존기능 활용을 위해서 전용수납장에 넣고 자주 사용하는 것은 손이 닿기 쉬운 곳에 수납할 것. 옷을 미리 색상에 맞추어 입는 순서대로 형태별, 부분별로 정리해 두는 것도 도움이 됨. 종류에 따라 분리해서 서랍이나 상자에 넣고 그림이나 사진을 붙여 둘 것
- 계절에 앞서 대응할 것. 예를 들어, 겨울이 오기 전에 여름 옷을 정리하고 겨울 옷 중에서 자신이 좋아하는 옷을 고를 수 있도록 할 것
- 한번 보관할 장소를 정했으면 변경하여 혼란을 주는 일이 없도록 할 것
- 기본적인 색상의 옷이나 단일색 계통의 옷이 색상을 맞추어 입는데 용이함
- 같은 옷만 입고 싶어 하는 대상자에게는 같은 옷을 2벌 준비해둘 것
- 세탁할 옷은 대상자가 벗어 놓았을 때 안 보이게 치워놓을 것
- 대상자의 옷에 구멍이 나 있는지 혹은 뒤집어 입지 않았는지 살펴볼 것
- 옷을 벗어버릴 경우, 간지럼이나 불쾌감 등의 이유가 있는지 찾아볼 것

• 와상대상자의 옷을 갈아입힐 때 자세변화가 필요하면 친절하게 설명하고 협조를 요청할 것

■ 마비대상자의 옷갈아입히기

• 옷을 벗을 때

- 건강한 쪽 손으로 옷깃을 잡고 머리를 뺄 것
- 먼저 건강한 쪽의 손을 뺌
- 마지막으로 마비가 있는 쪽의 손을 뺌

• 옷을 입을 때

- 먼저 마비가 있는 쪽의 손을 소매에 끼울 것
- 다음, 건강한 쪽의 손을 옷에 꿰어 들어올림
- 건강한 쪽의 손으로 옷자락과 목둘레를 잡고 머리를 끼움

07

치매대상자의 배설관리

1. 배설

- 생활환경, 정신적인 요인 등에 의해 영향 받기 쉬운 생리기능
- 건강상태를 알 수 있음(표 7-1)
- 적절한 수분섭취 권장
- 가능한 스스로 할 수 있도록 할 것
- 배설에 실패할 경우, 자존감 저하로 자신감을 잃고 생활의지가 약해질 수 있으며, 불안해지고, 문제행동을 할 수 있음

표 7-1 배설 양상

		요	변
일반상황	색, 횟수, 양	· 약간 흐린 황색 · 1일 1,500–1,800ml · 1일 4–6회, 1회 300–400ml	· (황)갈색 · 하루 1–2회부터 주 2–3회
주의할 점	빈도	· 낮과 밤에 얼마나 자주 소변이 마려운지	· 배변 횟수는
	양	· 소변의 양은	· 대변의 양은
	색	· 맑은지, 탁한지	· 선홍색인지, 검붉은 색인지
	냄새	· 냄새가 심한지, 심하다면 어떤 냄새인지	· 냄새가 어떤지
	상태	· 소변이 남아있는 느낌인지 · 소변을 참지 못하는지 · 배뇨 시작 시 지연되는지	· 묽은지, 단단한지 · 대변의 굵기가 연필심 같이 가는지 · 대변이 새어나오는지 · 변비가 계속되는지
	통증/불편감	· 배뇨 시에 통증이 있는지 · 하복부에 통증이 있는지 · 생식기 부위에 불편감, 가려움, 통증, 민감성 등이 있는지	· 배변이 곤란한지 · 배변 시에 통증이 있는지

2. 배설 관리

1) 문제별 대처

■ 요실금

• 원인

- 감염
- 방광 괄약근 약화
- 방광 자체의 힘 약화: 전립선 비대 등
- 신경계질환
- 기타

- 대처
  - 요실금 형태 파악
  - 일정 시간 간격으로 배뇨하도록 할 것
  - 적절한 수분 섭취
  - 입고 벗기 편한 의복 착용
  - 수치심 들지 않게 할 것
  - 증상 관찰(감염, 혈뇨 등)한 후 의료인에게 알릴 것

■ 변실금

- 원인
  - 뇌의 기질적 장애
  - 항문 괄약근 이완
  - 기타
- 대처
  - 배변습관 파악, 일정 시간에 화장실에 가도록 할 것
  - 안락하고 편안한 상태에서 배변
  - 수치심 갖지 않게 배려
  - 배변 보조용품 준비: 이동식 변기, 배드 팬, 남녀 소변기, 방수시트, 기저귀 등

■ 변비

- 원인을 파악할 것
- 규칙적인 식생활
- 수분 섭취
- 규칙적인 배변 습관
- 운동
- 복부 마사지

• 하제 및 완하제 사용

• 관장

〈 글리세린 관장 〉

- 손을 씻음
- 설명(방법, 느낌…)
- 프라이버시 유지
- 둔부 아래 비닐, 방수포, 기저귀를 깔음
- 옆으로 눕힘
- 장갑 끼고 주사기에 관장 용액을 준비함
- 주입구에 윤활제를 바른 후 직장 내로 용액을 천천히 주입
- 용액이 전부 주입되면 주사기를 빼고 화장지로 항문을 단단히 눌러 약 10~15분 정도 관장 용액을 보유하고 있어야 함
- 배변을 도움
- 변의 양상을 관찰함

〈 수지 관장 〉

- 비닐 장갑을 낄 것
- 무릎을 구부리고 입으로 천천히 숨을 쉬게 하며 배의 힘을 빼도록 할 것
- 항문 입구나 손가락 끝에 윤활제를 바른 후 천천히 손가락을 넣어 조금씩 변을 긁어낼 것
- 항문벽 손상에 유의

■ 설사

• 원인 파악

• 심신의 안정과 보온에 유의

• 소화가 잘 되고 장에 자극이 적은 음식 제공

- 항문 주위를 청결히 유지

■ 빈뇨

- 빈뇨의 횟수를 관찰할 것(개인차 고려)
- 원인 규명
- 무조건 수분 섭취를 줄이지는 말 것
- 야간에는 소변기, 이동식 변기의 사용 고려

2) 상황별 대처

■ 요의 · 변의를 표현하지 못할 경우

- 치매에 걸려도 요의, 변의는 느낄 수 있지만, 기분이 안좋거나 불안하다는 형태로밖에 표현을 하지 못해 케어자에게 잘 전달되지 않는 경우가 있음
- 불쾌, 불안감 등이 있을 때는 화장실로 데려가 볼 것
- 화장실에 가는 시간대를 파악하여 시간을 정해 화장실에 데려갈 것

■ 화장실의 위치를 모를 경우

- 기억력장애로, 특히 주거 변경 및 시설 입소에 의해 익숙한 환경이 변했을 때 화장실 위치를 혼동할 수 있으며, 마비나 근력 저하 등 신체장애가 있는 경우도 화장실까지 가는데 시간이 걸려 제때 볼일을 못 볼 수 있음
- 화장실 위치를 알기 쉽도록 표시할 것. 그 표시를 가리키며 반복적으로 안내할 것
- 화장실까지 이동하는데 시간이 걸릴 경우에는 화장실에서 가까운 방이나 앉는 자리를 제공할 것. 화장실까지 가는 길을 막는 장애물을 치우거나, 경우에 따라서는 이동식 변기의 사용도 검토할 것

■ 화장실에서의 보조

- 화장실 가는 통로나 벽에 핸드레일 설치, 조명은 밝게, 장애물 제거할 것
- 가능한 한 화장실 손잡이나 물 내리는 손잡이를 사용하기 쉬운 위치에 둘 것
- 화장실 내부와 방과의 온도차를 없앨 것
- 배설하기 용이한 의복을 입도록 할 것
- 기분 좋게 도울 것
- 재촉하지 말고 느긋하게 배설하도록 함
- 배설 끝나면 알리도록 함
- 앞에서 뒤로 닦도록 할 것
- 배설물 관찰, 변화에 유의할 것
- 넘어질 우려가 있는 경우 반드시 도울 것
- 상태가 나쁠 때 무리하지 않도록 할 것

■ 변기를 바르게 사용하지 못하거나, 옷을 벗고 입거나 배설 뒤처리를 하지 못할 경우

- 치매가 진행되면 변기를 사용하는 순서를 모르게 되거나, 변기 앞에 주저앉는 등 몸으로 기억했던 간단한 동작을 할 수 없게 됨
- 구식 좌변기에 익숙하거나, 화장실 두루마리 대신 뽑아 쓰는 휴지가 익숙한 경우 등 환경 변화에 순응하지 못해 실패하는 경우도 있음
- 배설을 함에 있어서 어떤 동작이 어려운지를 파악하여, 어려운 동작은 프라이버시를 배려하며 자연스럽게 도울 것
- 익숙하지 않은 변기나 수도꼭지 사용법은 그때그때 설명할 것. 가능하면 익숙한 도구나 방법을 제공할 것
- 큰 소리로 실수를 나무라거나 억지로 도우려고 하면 자존감이 손상되므로 삼갈 것

■ 이동식 변기를 사용할 경우

- 침대 옆에 깔개를 깔고 변기를 놓을 것
- 이동식 변기(그림 7-1)는 침대 높이로 조정할 것
- 휴지, 물수건 등 필요한 물품은 손닿는 곳에 둘 것
- 프라이버시 배려
- 변기로의 이동은 스스로, 필요시 보조
- 불필요한 노출을 피할 것
- 마친 후 뒤처리하는 것을 돌봐주고 침대로 돌아가는 것을 도울 것
- 환기 유의

그림 7-1 이동식 변기

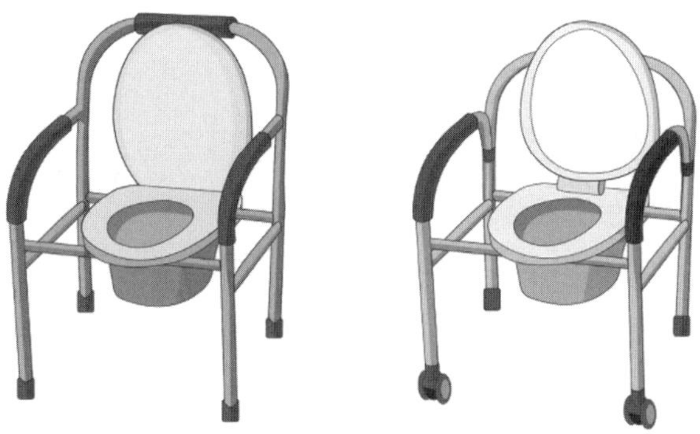

■ 소변기 및 변기를 사용할 경우

- 방수시트를 깔 것
- 하의를 먼저 내리고 소변기(그림 7-2) 또는 변기를 대줌
- 변기를 대줄 때 요추의 무리를 막기 위해, 대상자의 상반신을 약간 높여줄 것. 침상머리를 30도에서 45도 가량 올려줄 것. 대상자가 움직일 수 없거나 엉덩이를 들어올리는 것이 안전하지 않을 때에는 침상변기 위쪽으로 대상자를 굴리는 것이 안전함

• 여성은 소변이 뒤로 흐르기 쉬우므로 휴지를 요도구에 대줄 것
• 요부는 타월이나 반시트로 덮어줄 것
• 대변을 볼 때는 변기 안에 화장지를 깔 것
• 남성의 경우 배변 시 소변기도 같이 대줄 것
• 실내 환기에 유의

그림 7-2 휴대용 소변기

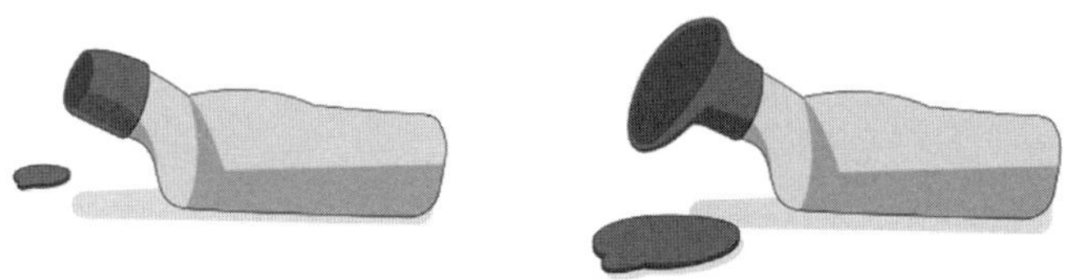

남성용 여성용

■ 기저귀 사용할 경우

• 굴욕, 좌절감 경험: 치매가 진행될 수 있음
• 욕창의 원인될 수 있음
• 신중히 결정
• 순순히 기저귀를 찰 수 있도록 유도할 것
• 요부에 주름이나 솔기 등이 닿지 않도록 할 것
• 너무 압박하지 않도록 채움
• 기저귀 커버를 할 것
• 배설물로 인해 불쾌한 시간을 최대한 줄일 것
• 피부 상태를 관찰하고 배설기관의 청결과 건조를 위해 노력할 것

참고 **욕창 예방 및 관리**

- 대상자와 가족에게 욕창의 심각성 및 예방의 중요함을 알려줄 것
- 최소한 2시간 간격으로 자세를 변경하도록 하고(예: 창문쪽-출입구쪽-앙와위 등의 순으로 변경), 앉거나 누워있을 때 압력을 받는 부위(그림 7-3)의 압력을 감소시키는 조치를 할 것
- 피부를 깨끗이 하며, 건조한 피부에는 보습제를 사용할 것
- 기저귀를 자주 교환하며, 소변이나 대변이 피부에 묻지 않도록 하고 묻었을 경우 즉시 씻도록 할 것
- 잠옷, 시트는 잘 마른 것으로 주름이 없도록 할 것
- 충분한 식이 섭취와 영양 결핍 보충
- 피부상태를 자주 주의깊게 관찰할 것
- 욕창이 생겼을 경우 즉시 전문가에게 의뢰할 것

그림 7-3 욕창 호발부위

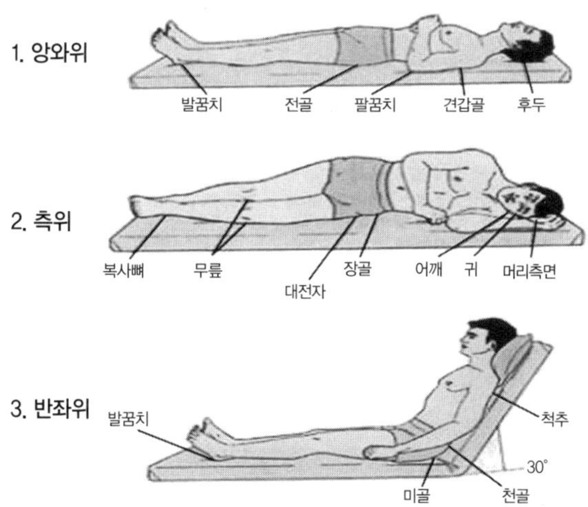

출처: 병원간호사회 http://khna.or.kr/bbs/linkfile/resource/khna_Wcare.pdf

참고 자동배설처리

■ 자동배설처리기

자동배설처리기는 현재 배뇨 혹은 배변 장애가 있는 대상자들에게 사용되고 있는 기저귀를 대치할 수 있을 것으로 기대되고 있음. 이 장치들은 소변이나 대변을 감지하고, 본체에서 운반된 세정수로 배설기관들을 씻어주고, 이 배설물을 본체의 오물 저장용기에 흡입하여 보관하였다가 버릴 수 있도록 하며, 배설기관 주위를 본체에서 공급하는 온풍으로 건조할 수 있어, 간병인의 수고를 경감시키고 대상자의 위생을 향상시킬 수 있음. 고은주와 박상수(2015)는 현재 사용되고 있는 자동배설처리 장치들을 기기별 특징에 따라 분류하여 제시하였음

출처: 고은주, 박상수(2015)

■ 배설처리 로봇

우리나라 알피에스엠과 일본 라이프사와 인공지능 탑재 배설처리 로봇 '다이알렛DIALET'의 국내 총판계약 체결, 2017년 6월부터 판매하고 있다.

세정, 흡입, 건조의 모든 과정을 자동화한 배설처리로봇 다이알렛은 누계 100명에서 테스트를 통해 개발된 최적의 세정 알고리즘을 적용하였다. 착용이 매우 간편하며, NASA에서 개발한 욕창 방치 특수소재인 네오플랜을 활용하여 착용감이 좋으며, 특허기술인 완벽한 밀폐형 구조로 되어 착용 후에 좌우상하의 움직임을 70도 이상 가능하게 하였다. 또한, 기존의 타사 유사제품들은 반드시 전용 매트리스를 사용해야 하거나, 대상자를 고정시켜야 하는 문제로 욕창 발생이 심각했던 불편함을 모두 없앴다.

출처: 조규남(2017) http://www.irobotnews.com/news/articlePrint.html?idxno=10464

08

치매대상자의 문제행동관리

1. 문제행동

1) 정의

- Behavioral and Psychological Symptoms of Dementia(BPSD)를 아래와 같이 다양하게 번역하여 사용하고 있으나, 본 장에서는 일반인 대상의 교재이므로, '문제행동'으로 일괄 표기함
  - 문제행동
  - 이상행동
  - 정신행동(행동정신)증상
  - 행동심리증상

- BPSD: 치매 대상자에게 흔히 발생하는 것으로 지각, 사고내용, 정서 또는 행동의 장애에 의해 발현되는 증상들을 말함

2) 종류 및 발생빈도

- 정신증상과 행동증상이 포함됨
  - 정신증상
    - 망상, 의심, 환각, 우울증, 불안 등
    - 주로 대상자나 주위 가족들과의 면담에 기초하여 임상특징을 기술하게 됨
  - 행동증상
    - 배회, 초조, 공격행동, 반복행동 등
    - 대상자를 직접 관찰하여 확인함

- 시설에 거주하는 대상자의 약 70~95%, 가정에서 치료 받는 대상자의 60%가 경험함. 발생빈도는 초조(75%), 배회(60%), 우울증(50%), 정신증(30%), 소리지르기(25%), 폭력성(20%), 비정상적 성적충동(10%)의 순(한설희, 2004)

3) 원인

- 질병 자체: 대뇌손상
- 신체적 불편
- 혼돈스러운 환경
- 감정 변화: 우울, 불안

4) 경과

- 문제행동이 나타나는 시기가 다름
  - 정동증상: 초기
  - 초조와 정신병적 행동: 중기
  - 치매 말기가 되면 줄어듦
  - 상대적으로 오래 지속되는 문제행동: 배회, 초조

5) 치료방법

(1) 약물치료

- 적은 용량으로 시작, 효과가 나올 때 용량 조절

- 효과적이면 수주 혹은 수개월 유지, 서서히 줄여서 끊음

(2) 비약물치료

- 가족/케어자에 대한 조언과 지지
  - 일상행동이나 환경의 갑작스러운 변경 금지
  - 대상자와 힘겨루기 금지
  - 대상자의 능력에 벗어나는 일을 시키지 말 것
  - 대상자를 비판하지 말 것
  - 대상자의 욕구 존중
  - 대상자에게 지나치게 경직되게 대하거나 조종하려고 하지 말 것
  - 문제행동을 보일 때, 화를 내거나 야단치지 말고 대상자의 감정을 이해하고 따뜻한 마음으로 포용할 것

■ 환경조정

- 물리적 환경
  - 추상적이고 요란한 디자인을 피할 것
  - 욕실이나 탈의실의 거울을 치우거나 가려둘 것
  - 요란한 전화벨 소리나 호출음 제한
  - 잦은 디자인 변경이나 방 교체 금지
- 시간 조정
  - 하루 일과를 일정하게 할 것
  - 수면 · 활동 주기 관리

■ 행동개입

- 문제행동 파악
- 현실적 목표 설정 및 계획 수립
- 케어자 격려
- 지속적인 평가와 계획 수정

■ 기타

2. 문제행동관리

1) 문제행동관리의 중요성

- 문제행동관리는 치매 대상자를 돌보는 가족이나 케어자들에게는 인지기능 저하나 일상생활 수행능력 장애의 관리보다 더 힘들고 부담되는 일임
- 대상자를 시설에 입소시키는 주요 원인이 됨

- 질병 진단과정이나 치료자체를 거부하거나 비협조적이어서, 의료진에게도 병의 관리 이외에 대상자의 관리에 대한 추가적인 부담을 초래함

2) 문제행동관리 목표

- 안전
- 가족지지
- 경제적 부담 경감
- 대상자의 삶의 질 증진
- 케어의 용이성 확보

3) 문제행동관리 원칙

- 대상자를 인간적으로 대할 것(감정적 공유)
- 대상자의 한계를 인정하고 보완할 것
- 대상자의 신체 건강 유지
- 긍정적인 강화 사용
- 융통성 있는 대처

4) 문제행동별 관리 실제

(1) 정신증상과 관리

■ 망상 · 의심

- 망상은 잘못된 내용에 대한 비정상적이고 주관적인 생각에 의해 형성된 확고한 생각이나 믿음
- 의심이 심해져서 다른 사람의 설득이나 설명으로는 바로잡아지지 않을 정도로 믿을 때 망상이라고 함
- 피해적인 생각의 편집증적 믿음이 특징. 가장 흔한 다섯 가지 증상들은 다음과 같음
  - "누가 자꾸 내 물건을 훔쳐간다"
  - "내가 살고 있는 집이 우리 집이 아니다"(오인으로 분류되기도 함)
  - "남편(또는 부인)이 내 남편(또는 부인)이 아니다. 배우자는 낯선 사기꾼이다"(오인으로 분류되기도 함)
  - "자식이 나를 버리려고 공모한다" 또는 "자식들이 나를 버렸다"
  - "배우자가 바람을 피우고 부정한 행동을 한다"
- 대처
  - 대상자가 말하는 것에 동의하거나 부정하지 말 것
  - 대상자를 설득하려 하지 말 것
  - 우선 충분히 대상자의 말을 듣고 그 하소연하는 내용을 이해하려고 노력할 것
  - 공감하는 태도로 접근할 것
  - 대상자가 케어자를 공격하며 흥분하기 시작하면 대화의 화제를 바꾸거나 주의를 다른 곳으로 돌릴 것
  - 산책, 음악 등 다양한 활동에 참여시킬 것

■ 환각

- 환각이란 실제적인 자극이 없이 느끼는 지각임
- 대처
  - 대상자가 주장하는 내용에 대해 부정하거나 논쟁하지 말고 그의 감정을 이해하고 수용할 것
  - 환각을 줄이기 위해 집안의 가구를 단순하게 배치할 것
  - 시각이나 청각에 대한 정기 검진을 실시할 것
  - 대상자가 불안으로 떨고 있으면 조용히 얘기를 나누거나 부드럽게 손을 잡아 주어 안심시킬 것
  - 대상자가 다른 곳에 신경을 쓰도록 유도할 것
  - 야간 조명이 어둡거나 지나치게 밝은 경우 대상자가 환각을 일으킬 수 있으므로 조명을 적절히 조절할 것
  - 잠이 덜 깬 상태에서 일어나는 경우 환시 증상을 보일 수 있으므로, 이런 경우에는 방의 조명을 그대로 켜두고 잠들게 할 것

■ 인물 오인증후군

- 인물 오인이란 사람을 잘못 인식하는 장애. 전혀 모르는 사람을 안다고 확신하거나, 반대로 매우 잘 아는 사람을 전혀 모르는 사람이라고 느끼는 증상
  - 카프그라증후군Capgras' syndrome: 대상자와 밀접하게 관계된 사람이 그들과 모습이 꼭 닮은 타인으로 바뀌어 버렸다고 확신함. 1923년 프랑스 정신의학자 카프그라가 '여러 딸들이 모두 주위의 다른 사람들로 바뀌치기 되었다'고 확신하고 있던 53세 여성 사례에 이름을 붙인 것. 처음에는 대역착각/대역 망상이라고 불리기도 함
  - 환상의 동거인phantom border delusion: 낯선 사람이 집에 같이 살고 있거나 와 있다고 믿음
  - 거울 징후mirror sign: 거울 속에 비친 자기 모습을 다른 사람으로 생각하는 것

- TV 징후TV sign: TV나 사진 속의 사람이 현실에서도 존재하는 것처럼 생각함

• 대처

- 치매대상자에게 생각을 고치도록 강하게 요구하거나 부정하면 역효과가 남. 더욱 가족을 믿지 못하게 되어 공격하거나 거부함
- 태연하게 반응할 것
- 치매대상자가 오인하는 인물은 가장 친밀한 가족이므로, 이 증상이 질병이라는 것을 가족에게 충분히 설명해서 이해할 수 있도록 도울 것
- 케어자는 가족이 받은 충격이나 낙담 등에 공감하며, 가족들이 대상자를 이해할 수 있도록 도울 것

■ 우울증

• 알츠하이머 치매대상자의 약 10~20%에서 나타남. 혈관성 치매 대상자들은 우울증이 같이 동반될 가능성이 훨씬 더 높음

• 우울한 상태가 2주 이상 지속되는 경우 문제가 됨

• 치매대상자는 인지기능의 저하로 지금까지 가능했던 일을 수행하지 못하는 등 실패를 많이 경험하게 되면서, 주변에서 심하게 비난받는 일이 반복되어 자신감을 잃고 주변에서 소외감을 느껴 우울증에 빠질 수 있음

• 대처

- 대상자의 힘든 마음을 잘 들어주고 충분히 공감해 줄 것
- 잔존능력을 이용하여 쉽게 완성할 수 있는 일을 대상자에게 맡겨 성취감을 맛보게 하거나 간단한 집안일을 결정하도록 요청하여 자존감을 회복하도록 도울 것
- 우울증이 악화될 경우 자살을 시도할 수도 있으므로 주변에 있는 위험한 물건은 치우고 자주 관찰할 것
- 추천 활동: 산책, 음악듣기, 좋아하는 친구/가족과의 식사, 드라이브, 운동,

노래부르기, 바느질, 미술활동, 요리교실, 게임 등

■ 불안, 초조

• 원인

- 억제나 제한, 낯선 주위환경, 하고자 하는 일이 너무 어려울 때
- 혼란이 증가하거나, 환각 또는 기억력 상실
- 심한 자극, 편집증, 공포, 과거의 좋지 않았던 기억
- 개인적인 공간의 부족, 언어능력의 부족, 의사소통의 어려움
- 아프거나 불편하거나 혹은 피곤할 때
- 소유물을 분실하였을 때
- 화장실에 갈 필요가 있을 때
- 약물의 영향

• 대처

- 우선 불안, 초조를 초래하도록 하는 대상자의 상황이나 이유를 파악할 것
- 대상자의 이야기를 부정하거나 논쟁하지 말고 들어주며, 불안한 감정을 수용해 줄 것
- 대상자가 운동이나 취미활동에 참여하여 기분전환을 하도록 도움. 활동을 권장하되 피곤하지 않도록 하며, 스트레스를 초래하는 힘든 활동은 피할 것
- 활동의 지시는 간단하게 하며 재촉하지 말 것

■ 수면장애

• 증상: 잠들기 곤란함, 수면 중간에 깸, 아침 일찍 눈뜸, 숙면감 결여

• 원인: 알츠하이머 치매의 경우, 시간 파악이 어려워져 규칙적인 생활을 하기 어려움. 그로 인해 생활리듬이 깨져서 생김

• 대처

- 규칙적인 생활리듬을 유지할 수 있는 환경을 조성할 것. 예를 들어, 아침

일찍 일어나 햇볕을 쬐거나, 낮에는 낮잠을 삼가고 몸을 움직여 활동을 하도록 하며, 저녁 잠들기 전에는 TV나 형광등의 강한 빛은 피하고 숙면할 수 있는 환경을 조성할 것

- 저녁식사 후 수분 섭취를 제한할 것
- 대상자가 침대를 사용하는 경우에는 침대의 높이를 낮게 하여 떨어지거나 부딪혀서 다치는 것을 방지할 것
- 야간에 깨어서 바깥에 나가려 할 수 있으므로, 출입문에 알람장치를 해 둘 것

(2) 행동증상과 관리

■ 배회

- 반드시 중지되어야 하는 증상은 아님. 오히려 움직이는 것이 대상자의 건강 유지에 도움이 되기도 함
- 낙상이나 상처, 정서적 흥분, 탈수 증상 등을 일으킬 위험이 있으므로 유의할 것
- 원인
  - 신체적 통증
  - 현재 환경이 참을 수 없음
  - 현재의 상실감을 보상하기 위해 익숙한 환경을 찾고자
  - 과거의 행복했던 상황으로 되돌아가기 위해서
  - 충족되지 않은 욕구
  - 사회적으로 고립되어 사회적 상호작용을 갖기 위해서 등
- 대처
  - 배회의 원인을 찾아 해결해줄 것
  - 대상자를 안심시키고 지남력과 현실적 상황에 대해 반복적으로 확인시켜 줄 것
  - 적당히 몸을 움직일 수 있는 공간을 확보해 줄 것
  - 낮 동안에 손을 잡고 산책하는 것도 배회 증상을 줄일 수 있는 한 방법일 수

있음

- 배회로 인해 낙상이나 신체적 손상이 있을 수 있으므로 집안의 환경을 개선하여 대상자를 안전하게 보호할 것
- 집 안팎을 잘 단속하여 모르는 사이에 대상자가 밖으로 나가는 일이 없도록 할 것
- 만일 집을 나간 대상자를 찾았을 때에는 화를 내지 말고 조용히 집에 데리고 들어올 것
- 대상자의 최근 사진을 찍어두거나 이웃 사람들에게 대상자가 집을 못 찾고 행방불명이 될 위험이 있다는 것을 미리 알려둘 것
- 주소, 이름, 전화번호 등이 적힌 목걸이나 팔찌 또는 배회인식표를 항상 지니고 다니도록 하거나 옷에 이름을 새겨둘 것
- 필요시 위치추적기를 부착할 것

■ 공격적 행동, 파국적 행동

• 원인

- 자존심에 상처를 받았을 때, 특히 대상자를 무시하는 언행이나 행동을 하였을 때
- 원하는 것을 거부당했을 때
- 자신이 놓인 상황을 바르게 인식하지 못할 때
- 여러 가지를 동시에 지시받아 혼란되고 좌절하였을 때
- 케어자가 급히 하도록 재촉하거나 혹은 화를 내었을 때
- 케어자의 말을 이해하지 못했거나, 자신의 의사를 전달할 수 없을 때
- 대상자가 피곤하거나 아플 때
- 주위환경이 시끄럽고 복잡하고 익숙하지 않을 때
- 욕구불만, 공포, 망상, 과거의 기억 중에 싫었던 일, 괴로웠던 일이 있었던 상태로 돌아갔을 때

- 다른 사람이나 케어자의 주의를 끌기 위해서

- 유형
  - 신체적: 때리기, 밀기, 물건 던지기, 꼬집기, 발로 차기 등
  - 언어적: 욕하기, 소리 지르기 등
- 대처
  - 어떤 경우에 공격적으로 되는지를 관찰하여 기록해둘 것. 언제, 어디서, 어떤 일로, 누가 있을 때, 또는 공격적이 되기 전에 어떻게 행동하는지 등을 기록해둘 것. 대상자의 컨디션, 주위환경, 특정 사람으로 인해 화가 났는지 등을 파악할 것
  - 공격적이 되도록 한 원인적인 요인을 조정할 것
  - 대상자가 평소보다 흥분, 불안정한 경우 신체적으로 불편한 곳이 있는지 살펴볼 것
  - TV장면을 현실로 착각하여 폭력을 행사할 수 있으므로 자극적이거나 폭력적인 프로그램의 시청을 금할 것
  - 칼이나 흉기로 이용될 우려가 있는 물건은 치워둘 것
  - 대상자를 속박하거나 붙잡으려 하지 말 것
  - 큰 소리를 지르지 말 것. 치매대상자는 보고 듣고 느끼는 것을 그대로 따라하는 경향이 있으므로, 조용히 가만히 있거나 아주 낮은 목소리로 말할 것
  - 오해나 곡해하고 있지는 않은가 생각해볼 것
  - 대상자가 케어자를 잡으려 하면 대여섯 발 물러나 조용히 기다리며, 절대로 싸우려고 해선 안됨
  - 주의를 다른 데로 돌리게 하여 자연히 흥분을 가라앉히도록 할 것
  - 환경이나 케어자를 바꾸는 것도 생각해볼 것

■ 수집벽

- 의미 없는 물건을 모으고 보관하는 행위

• 수집벽은 대상자에 따라 다르지만, 수집한 모든 물건을 서랍이나 옷장 속, 이불 아래 등에 넣어둠. 치매 초기에는 돈, 땅, 보석 등 가치 있는 물건에 집착하기도 하지만, 치매의 진행과 함께 서서히 가치 없는 물건(휴지, 화장실 두루마리, 행주, 슬리퍼, 빈 용기, 돌멩이 등)으로 집착의 대상이 변해가는 경우도 있음
• 치매대상자가 가치 없는 물건을 마구잡이로 모으는 것 같아 보여도 당사자에게는 가치가 있는 것이며 목적도 있어서 모은 것임. 수집하는 배경은 물건을 모음으로써 치매에 의한 불안감이나 상실감을 메우려는 것으로 추정됨
• 전두측두 치매에서 일어나는 수집은 탈억제, 상동행동 등 전두엽 장애와 깊이 관련되어 있으며, 이 경우 수집은 인지증상이라고도 할 수 있음
• 대처
  - 대상자가 수집한 물건을 억지로 빼앗거나 버려서는 안됨. 이는 치매대상자를 흥분시킬 수 있으며 케어자와의 관계를 망칠 수 있음
  - 대상자의 행동에 대해 훈계를 하거나 합리적 설명을 하려고 하지 말 것
  - 대상자가 방에 물건을 감출만한 수납공간을 가능한 한 줄일 것
  - 대상자는 동일한 장소에 물건을 숨기는 경향이 있으므로, 대상자가 물건을 숨긴 장소를 발견하면 그 장소를 주기적으로 체크해 볼 것
  - 대상자는 자신이 수집한 물건이 얼마나 비싼 것인지 알지 못하므로 쓰레기통에 버리거나 화장실물에 흘려버릴 수 있음. 쓰레기통을 버릴 때는 잘 조사하고 버릴 것
  - 대상자가 가져온 물건은 가급적이면 대상자가 모르게 주인에게 돌려줄 것
  - 동네 가게에서 생각 없이 물건을 집어올 수도 있으므로 대상자의 증상에 대해 미리 알리고, 추후에 돈을 지불할 것이니 대상자를 나무라지 말라고 부탁할 것
  - 근본적인 대책도 필요함. 외로움이나 불안감이 원인이라면 외로움이나 불안감을 느끼지 않도록 대응할 것. 즉 대상자와 적극적으로 의사소통을 하며 생활 속에서 즐거운 일, 좋아하는 일, 역할 등을 하도록 함으로써 수집

벽을 잊도록 할 것

■ 반복행동

- 계속 뒤를 따라 다니는 행동을 하는 경우
  - 대상자가 걱정이 있거나 불안하여 사람을 따라다닐 수 있으므로 이런 감정의 원인을 우선 파악하여 안심시키도록 할 것
  - 치매대상자가 혼란스러운 삶에서 안정을 찾으려는 방도일 수 있음
  - 케어자가 보이지 않을 경우 잃어버린 것으로 생각되어 두렵거나, 버려진 느낌을 피하는 길일 수 있음. 케어자가 나갔다가 다시 돌아온다는 확신을 대상자에게 줄 것. 예를 들어, 돌아오는 시간을 그림으로 그려 보여주거나 자명종을 틀어 놓고 그 시계가 울리면 돌아온다는 것을 알릴 것
  - 대상자의 반복적인 행동이 위험하지 않은 경우 제한하지 말 것
  - 관심을 끌만한 물건을 줄 것
  - 10분에서 20분 동안 감독하는 사람 없이 대상자 혼자서 할 수 있는 일을 줄 것
- 반복질문을 하는 경우
  - 심한 기억력 손상으로 질문에 금방 대답했던 것을 기억하지 못해 나타날 수 있음
  - 대상자가 똑같은 질문을 해도 짜증 내지 말고 대답해 주되, 원인을 파악하여 안심할 수 있도록 할 것
  - 대상자가 자주 물어보는 질문에 대해서는 답을 미리 생각해 둘 것
  - 대상자가 내면의 정서상태를 제대로 표현하지 못하여 질문을 반복한다고 생각될 경우, 질문 자체에 대한 대답보다는 듣고 싶어하는 대답을 해줄 것
  - 질문에 대한 직접적인 대답보다 질문과 연관된, 또는 관련 없는 다른 주제에 대해 역으로 대상자에게 되질문을 함으로써 대상자의 관심을 분산시킬 것

- 과거에 있었던 즐거웠던 일로 대화를 유도하거나, 단순하게 할 수 있는 일거리(예: 빨랫감 손질하기, 콩 고르기, 나물 다듬기, 정리정돈)를 주어 대상자가 반복질문이나 반복행동으로부터 관심을 다른 곳으로 돌리도록 함

■ 이상행동

• 배변으로 이상행동을 하는 경우
  - 배변, 변실금 후의 뒤처리가 어려워서 혼자 힘으로 어떻게든 해보려 한 결과일 수도 있음
  - 대상자를 나무라기보다는 깨끗이 씻어주고 화장품을 발라줄 것
• 식사 시 이상행동을 하는 경우
  - 밥그릇을 던지거나 음식을 뱉거나 혹은 장난을 치는 등의 행동을 함
  - 종이나 플라스틱으로 만든 그릇을 사용할 것
  - 뚜껑에 구멍이 있는 컵과 구부러지는 빨대를 사용하여 음료수가 쏟아지는 것을 방지할 것
  - 장식물 혹은 양념통과 같은 식탁 위에 있는 물건을 치울 것

■ 성적 문제행동

• 치매대상자의 성적 문제행동의 빈도나 남녀의 차이, 치매 정도에 따른 차이 등은 명확하지 않음
• 대처
  - 대상자가 옷을 벗거나 자위행동을 하는 등 부적절한 성적 행동을 보일 때 당황할 수 있지만, 이 경우 놀라거나 화가 난 태도, 다그치거나 부산스럽게 행동하는 것은 바람직하지 않음
  - 대상자가 상황에 맞지 않는 부적절한 성적 행동을 할 때는 지남력 감퇴, 입고 있는 속옷으로 인한 불편감, 비뇨기계 감염 등의 문제를 먼저 고려해 볼 것

- 대상자는 병 때문에 문제행동을 하는 것이므로 과민반응을 하기보다는 다른 활동에 집중할 수 있도록 할 것
- 치매대상자에게 싫다고 분명히 말할 것
- 성적 문제행동을 하는 대상자와 단둘이만 있지 않는 환경을 만들 것. 가능하다면 동성이 케어하도록 할 것
- 성적 문제행동의 바탕에는 상실감이나 외로움이 숨어 있을 수 있으므로, 손을 잡거나 어깨를 두드리는 등의 스킨십으로 개선될 수도 있음
- 성적 행동의 증가는 심각한 뇌손상이 의심될 수 있으므로, 참지 말고 즉시 의사와 상의할 것

09

치매대상자의 환경 및 안전 관리

1. 개요

■ 환경 및 안전 관리의 필요성

- 치매대상자는 자신을 둘러싸고 있는 환경을 파악하는 능력인 지남력이 저하되어 있기 때문
- 환경 변화에 적응하기 어려우며, 악영향을 받을 수 있으므로
- 스스로 환경을 조성할 수 없으므로

■ 환경 및 안전 관리 지침

- 치매대상자의 안전사고를 방지하기 위한 환경의 구축과 안전사고를 미연에 방지하기 위한 조치가 필수적임
- 표지판, 이름판, 시계, 메모판, 달력, 전화기, 전화번호 목록(유선전화기, 메모판), 중요 물품(같은 장소에), 위험 물질(세제, 날카롭고 위험한 도구 등 찬장안에/잠금장치), 약통(식탁에/나누어서), 거울(없애거나/가려둘 것)
- 기억도우미: 고지서 자동이체/약속 통보/규칙적 배달 서비스

2. 치매대상자의 환경관리

1) 현관

- 악천후로부터 지켜지고 자동차에서 내릴 때에(긴급한 경우) 편리해야 함
- 입구는 대상자가 착각을 하거나 방향감각을 잃지 않도록 표시가 되어 있어야 함
- 문, 문고리: 잠금장치 추가, 벽과 구분 어렵도록
- 현관문이나 대문에는 열릴 때 소리가 나도록 종을 달아두거나, 혼자 외출 시 알람 발생하는 센서(예: 현관문 알람장치)를 설치할 것

2) 주방

- 치매대상자에게 주방을 개방할 때 안정성을 최우선으로 고려할 것. 주방에는 잘못 사용되어서는 안되는 기구가 많기 때문
- 바닥마감재는 미끄러지지 않도록 하고 조명은 높은 위치에 있는 것이 좋음
- 찬장은 치매대상자의 손이 닿기 쉬운 범위의 높이에, 깊이가 깊지 않은 것으로, 안의 내용물이 보이며 손잡이도 잡기 쉬운 모양과 대조가 잘 되는 색상을 선택할 것
- 위험한 기구나 장치만을 한쪽 벽장에 넣어두고 열쇠로 잠글 것. 주체성과 자기관리력을 기를 수 있도록 나머지는 남겨두어 언제나 주방에 들어가 대상자가 이용할 수 있도록 할 것
- 자동소화장치가 달린 렌지와 손이 닿지 않는 곳에 있는 또 하나의 스위치를 조작하지 않으면 점화되지 않는 렌지를 설치하는 것도 좋음
- 냉 · 온수 표시가 되어 있는 광감지식, 누름버튼식 수도꼭지 설치

- 냉장고문에 음식물 모양의 자석을 붙여두지 말 것. 대상자가 과자로 착각하고 먹을 수도 있음
- 주방 가구: 모서리 보호대
- 표지판, 이름표: 글보다는 그림이나 사진 활용
- 약통: 식탁에 두는 것이 좋음

3) 욕실

- 샤워부스의 주변에 턱이나 넘어야 할 장애물을 만들지 말 것
- 혼자서 입욕 시 부주의로 인해 자신을 욕실에 갇히게 하지 않도록 잠금장치를 설치할 것
- 욕조의 바닥을 미끄러지지 않는 마감재로 하거나 고무깔개를 깔아둘 것. 욕조 안에 고무매트를 붙일 것. 움직이는 작은 매트는 위험하므로 피할 것
- 욕조의 근처에 수평 및 수직 핸드레일을 설치할 것
- 앉은 채로 입욕할 수 있도록 플라스틱 의자나 샤워호스를 준비할 것
- 욕조 내의 앉는 곳과 깊이를 나타내기 위하여, 앉는 곳 주변을 눈에 잘 띄는 색의 테이프로 두를 것
- 여러 가지 장비가 눈에 잘 띄도록 명도가 강한 색을 사용할 것
- 냉 · 온수 표시가 되어 있는 광감지식, 누름버튼식 수도꼭지 설치
- 바닥이 깊은 비누상자를 사용하여 비누가 욕조 내에나 바닥에 떨어지지 않도록 할 것
- 샤워 커튼은 없애고 대신 샤워 스크린을 설치할 것
- 만일 수건걸이가 핸드레일로 사용된다면 보강해둘 필요가 있음
- 조명 스위치는 눈에 잘 띄게 설치하며, 콘센트는 덮개가 있는 것으로 할 것
- 조명은 밝게, 밤에도 켜둘 것

- 비상용 벨을 설치할 것

■ 세면대

- 세면장에 몸단장을 위한 소품들, 예를 들어 칫솔이나 빗 등을 눈에 잘 띄고 이용하기 쉬운 곳에 비치하여 언제든지 이용할 수 있게 할 것
- 휠체어를 사용하는 대상자에게 맞도록 세면대 높이를 조절할 것. 휠체어가 들어가기 어려우면 세면대 옆에 의자를 놓아둘 것
- 청소용 약품, 샴푸, 구급약 등은 대상자가 음식으로 착각하여 먹을 수 있으므로 감추어 둘 것
- 세면대 밑에 온수파이프가 돌출되어 있으면 발을 델 염려가 있으므로 헝겊으로 잘 감싸줄 것
- 거울이나 기타 비치는 물건은 치매대상자를 놀라게 할 수 있으므로 덮개를 씌우거나 없애버릴 것. 그림을 그 위에 붙이는 것도 한 방법임

4) 화장실

- 대상자가 사용하는 침실과 가까이 둘 것. 화장실에 도착할 때까지의 거리를 단축시킬 수 있도록 가능한 한 가까운 거리에 둘 것
- 화장실을 기억하기 쉽도록 할 것. 화장실의 바깥쪽과 문에 눈에 띄는 표시판을 붙이거나, 대상자에게 표시가 될 물건을 붙일 것
- 휠체어를 사용하는 대상자에게는 대부분의 변기가 낮아서 불편하므로 화장실 벽에 핸드레일을 부착할 것
- 화장실의 문틀과 문을 명도가 높은 강한 색으로 칠할 것
- 방향제나 청소도구는 치워놓을 것
- 자칫 잘못하여 문을 잠근 채로 자신을 갇히게 하지 않도록 할 것

- 비상용벨을 설치할 것

5) 방 또는 침실

- 방 앞에 표시판이나 사진, 그림 등을 붙여 대상자가 방을 쉽게 찾을 수 있도록 할 것
- 대상자의 시간관념을 돕기 위하여 낮에는 집안을 밝게 하고, 밤에는 전등을 줄일 것. 밤에 집 안이 밝을 경우 낮으로 혼동할 수 있음
- 가능하면 높이가 낮은 침대를 사용하도록 할 것
- 벽은 부드럽고 따뜻한 색상의 벽지, 커튼을 사용하고, 이중 커튼으로 온도, 채광, 소음을 관리할 것
- 적절한 실내온도를 유지할 것
- 서랍은 열기에 용이하며 서랍이 쉽게 이탈되지 않아야 함
- 집안의 모서리 부분이나 가구의 모서리에 보호장치를 사용할 것
- 휠체어를 사용할 경우, 앉아서 옷을 걸 수 있는 높이에 옷걸이를 마련해 둘 것
- 침대에서 쉽게 닿을 수 있는 곳에 전화나 비상벨을 설치할 것

6) 거실

- 보행이 불편한 경우는 벽이나 통로에 핸드레일을 설치하고, 휠체어를 사용할 경우는 문턱을 없애고 카펫 등 바퀴에 걸릴 수 있는 것은 제거할 것
- 걷거나 배회 시 가구 모서리나 카펫에 걸리지 않도록 거실의 작은 카펫, 전선줄, 자질구레한 물건 등을 제거할 것
- 조명은 밝게, 밤에 화장실에 갈 경우를 대비하여 벽등을 켜두거나 센서등을

설치할 것

• 조명 스위치나 콘센트는 눈에 쉽게 띄도록 벽과 색채 대비가 강하게 할 것
• 바닥, 장판, 도배, 몰딩: 걸려 넘어지지 않도록, 화려하거나 복잡한 무늬 피하기, 대비되는 색의 몰딩
• 액자는 잘 고정할 것
• 가능하면 가구 등을 단순화, 최소화할 것
• 기타 취미용품이나 자주 사용하는 물건은 손에 닿기 쉬운 곳에 둘 것(화투, 악기, 책, 퍼즐, 책 옆에 돋보기 등)

3. 치매대상자의 안전 관리

1) 안전사고 발생요인

■ 대상자요인

• 상황을 분석 · 평가하여 생활할 수 없기 때문
• 금방 잊어버리기 때문
• 치매로 인하여 이제는 할 수 없는 일임에도 예전에 해왔던 습관으로 어떤 일을 하려고 고집하기 때문
• 새로운 일을 배우는 능력에 문제가 있으므로 갑작스러운 변화나 일에 대처하지 못하기 때문

■ 케어자요인

• 케어자가 피곤하거나 바쁜 경우
• 가족들 간에 의견 차이가 있을 경우
• 집안에 환자가 발생하였을 경우

2) 안전 관리의 실제

(1) 외출 및 실종

■ 외출 관리

- 대상자의 건강상태를 고려해서 외출 동행에 대한 의사를 확인할 것
- 외출 전에 날씨, 목적지, 거리, 교통수단, 시간 등 사전 점검
- 보행 보조용구의 점검과 사용법 숙지
- 대상자의 신체 중 불편한 부분이 있으면 불편한 쪽에서 부축하며 동행할 것
- 필요시 휠체어를 사용할 것. 휠체어 선택 시 고려할 점은 다음과 같음
  - 제동하는데 힘이 많이 들지는 않는지 확인할 것
  - 발이나 다리가 잘 붓는 대상자는 발을 높여주는 휠체어가 도움이 되므로 발을 올릴 수 있는 장치가 있는지 확인할 것
  - 대상자를 옆으로 옮길 때 휠체어에 팔을 얹는 부분을 떼면 도움이 되므로 이러한 장치가 있는지 확인할 것
  - 휠체어 구입 전에 집안의 문들을 모두 측정해볼 것

참고 보행 보조용구

■ 보행벨트: 불안정한 보행을 하거나 전반적으로 쇠약해진 대상자에게 사용됨

■ 지팡이: 균형문제 등 추가적인 도움이 필요한 대상자에게 사용됨(그림 9-1)

■ 목발: 다리 손상이나 마비가 있는 대상자의 이동을 용이하게 해줌(그림 9-2)
- 겨드랑이용 목발: 위치는 목발의 상단과 겨드랑이와 사이에 약 5㎝ 혹은 세 손가락의 여유를 두어야 하며, 목발이 대상자의 발 옆에서 약 15㎝ 떨어진 곳에서 약 15㎝ 앞에 위치해야 함. 대상자의 팔꿈치는 겨드랑이를 지나는 신경을 누르는 것을 피하기 위해 편안하게 굴곡되어야 함. 대상자가 손이 저린 느낌이 있다면 즉시 말하도록 교육할 것
- 아래팔 목발: 장기간 혹은 영구적 장애가 있는 대상자에게 사용됨. 손잡이가 있고, 팔의 하부 전체 혹은 부분을 감싸는 금속성 커프가 있음

■ 보행기: 바퀴가 없거나 있는 보행 보조용구임(그림 9 - 3)
- 지팡이보다 더 많은 지지가 되며 허약하거나 균형의 문제가 있는 대상자 혹은 허리와 다리의 손상으로 회복기에 있는 대상자에게 사용됨
- 허리보다 낮은 높이(엉덩관절 높이)에서 손잡이를 잡아야 함
- 바퀴가 없는 보행기는 목발과 유사한 방법으로 사용하면 됨
- 바퀴가 있는 보행기는 걸을 때 지지를 필요로 하는 대상자들이 사용함. 이 보행기를 사용하기 위하여 양쪽 다리의 하중을 견딜 수 있어야 함

■ 휠체어: 일어날 순 있지만 걸을 수 없는 대상자에게 사용함

그림 9-1 지팡이

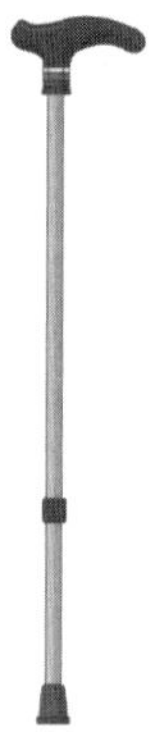

그림 9-2 목발(a: 겨드랑이용 b: 아래팔 목발)

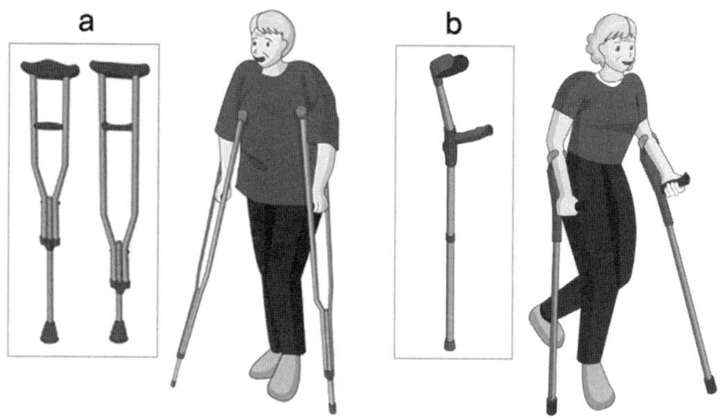

그림 9-3 보행기

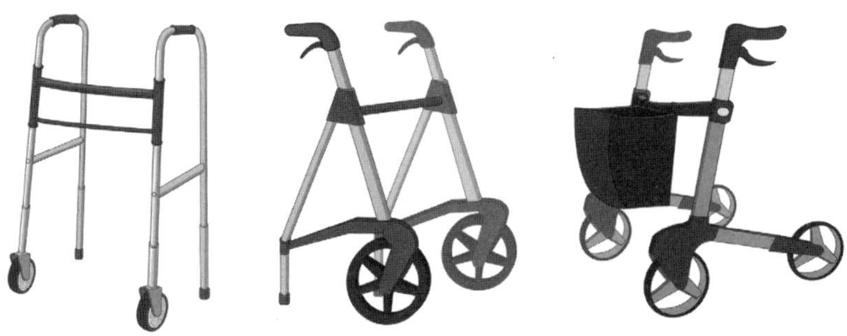

■ 실종 관리

- 치매대상자가 보호자 동행 없이 무단으로 집 밖으로 이탈함
- 신속한 대처와 안전한 귀가를 도울 것
  - 이웃 사람들에게 이탈 관련 정보를 얻어 집 주변을 찾아볼 것
  - 이탈 발견 1시간 경과 후에도 찾지 못할 경우 파출소를 방문하여 실종 신고를 하고 협조를 구할 것
  - 중앙치매센터에서 무료로 진행하는 '실종노인 찾기 지원'서비스를 활용할 것(중앙치매센터 홈페이지→지원→실종치매노인지원 https://www.nid.or.kr/support/b_infomation.aspx)
- '노인 실종예방 인식표 발급 사업'(보건복지부, 2017)을 활용할 것
  - 목적: 정당한 사유 없이 사고 또는 치매 등의 사유로 인하여 보호자로부터 이탈된 '실종노인'의 조속한 발견과 복귀를 지원함으로써, 노인을 안전하게 보호하고, 실종노인 가정의 복지 증진에 이바지하고자 함
  - 발급대상: 실종 위험이 있는 치매환자 및 만60세 이상 어르신
  - 신청기간: 상시
  - 신청기관: 발급대상자의 주민등록상 주소지 치매안심센터
  - 보급단위: 회당 인식표 1박스(인식표 80매), 보호자용 실종대응카드 1개 제공
  - 보급비용: 치매안심센터 사업비

(2) 화재

■ 원인

- 가스레인지에 음식물 올려놓고 잊어서 음식물이 타거나 조리기가 과열되어서
- 다리미, 가전제품, 가습기, 난방기구, 성냥, 라이터 등으로 인해
- 시작은 쉽게 하지만 기기 조작 방법을 잊어서 사고로

■ 대처

- 케어자는 각종 화재 발생에 대비할 것
- 화재 예방을 위하여 모든 화기(화재를 일으킬 수 있는 물건들)를 치매대상자의 손이 닿지 않는 곳에 두고, 경고 문구를 써서 부착할 것
- 가스불은 수시로 점검할 것
- 가스 밸브는 보이지 않도록 설치할 것
- 생활용품 등은 가능하다면 자동으로 전원이 꺼지는 것을 사용할 것
- 연기가 무엇을 의미하는 지를 잊었거나 냄새 맡는 기능이 떨어져 위험을 느끼지 못할 수 있으므로 흡연자인 경우 특히 유의할 것
- 담배를 피울 경우에는 옆에서 지켜보고 재떨이에 약간의 물을 담아둘 것
- 치매대상자가 흡연자라면, 양탄자나 깔개 등은 제거할 것
- 모든 사람들이 잘 아는 장소에 소화기를 배치하고 사용법을 미리 숙지하여 화재 시 신속히 사용할 수 있도록 할 것

(3) 운전

■ 운전에 필요한 능력

- 시력
- 통찰력
- 청력
- 빠른 반응 속도
- 빠르고 침착한 의사결정능력
- 눈, 손과 발의 협응능력
- 주변 상황을 기민하게 인지하는 능력

■ 치매대상자의 운전

- 이동성의 중요한 의미를 지니며, 운전을 그만둔다는 것은 자율성 포기로 인식

- 치매대상자의 운전에 관해서는 상반되는 견해가 있으나, 대체로 초기 대상자의 운전 가능성은 지지되는 편임
- 대상자가 운전을 그만두어야 할 때가 되었는지 확인하기 위해 위의 능력들을 평가해 볼 것
- 일명 '손자 테스트'를 권유함. 즉 당신이 지켜 본 결과, 대상자가 운전하는 차에 어린이나 손자를 태우고 싶지 않은 마음이 든다면 대상자에게 운전을 그만 두도록 하는 것이 좋음(낸시 L. 메이스 · 피터 V. 라빈스 저, 안명옥 역, 2012)

■ 치매대상자가 더 이상 안전 운전을 하지 못하게 되는 경우

- 어떤 대상자들은 자신의 한계를 인정하지만, 어떤 대상자들은 끝까지 운전을 포기하지 않으려 할 수도 있음
- 치매 대상자가 계속해서 운전을 할 경우, 비슷한 나이의 다른 노인들에 비해 사고를 낼 확률이 매우 높음
- 대상자가 자발적으로 운전을 그만 두지 않을 경우, 케어자는 대상자 자신과 다른 사람들을 위해서라도 대상자의 운전이 위험하지 않은지 확인할 의무가 있으며, 위험하다는 생각이 들면 개입해야 함
- 초기 치매대상자의 경우 얼마나 더 운전을 해도 되는지에 대해서는 아직도 의견이 분분함. 그러나 치매 발병 초기에 운전 중단에 대한 계획을 치매대상자와 함께 의논할 것
- 운전 시 안정성을 자가점검해 볼 것(표 9-1). 도로교통공단 사이버 교통학교 홈페이지(http://cyedu.koroad.or.kr/selftest/link.do?mn=03)에서도 가능함

표 9-1 고령운전자 운전자가 진단 테스트

다음의 질문을 읽고, 본인에게 해당되는 답을 골라 체크하세요.
안전불감지수를 알 수 있습니다.

NO	항목	거의 항상 그렇다	가끔 그렇다	거의 그렇지 않다
1	차로 변경 시, 차선 변경 신호를 하고 후방과 측방의 통행상황을 점검합니까?	○	●	●
2	개정된 교통규칙에 대해 잘 알고 있습니까?	○	▲	●
3	교차로에서는 봐야 할 것들이 너무 많아서 힘이 듭니까?	●	▲	○
4	혼잡한 도로로 언제 진입할 지를 결정하기가 어렵습니까?	●	▲	○
5	위험한 운전 상황에 반응할 때, 평소보다 더 느리게 행동합니까?	●	●	○
6	안전벨트를 착용합니까?	○	●	●
7	교통상황들이 귀하를 화나게 만듭니까?	●	●	○
8	운전할 때 잡념이 많습니까?	●	▲	○
9	낮 시간 동안 이따금 졸림을 느낍니까?	●	▲	○
10	좋은 시력을 유지하기 위해 정기적으로 안과 검진을 받습니까?	○	●	●
11	복용중인 약물이 운전에 미치는 영향을 알려고 전문가에게 자문을 구합니까?	○	●	●
12	건강 습관과 관련된 최근 정보들을 잘 알고 있습니까?	○	▲	●
13	자녀, 가족, 친구들은 귀하의 운전능력에 대해 염려합니까?	●	▲	○
	항목	0건	1~2건	3건 이상
14	지난 2년간 교통 위반 딱지, 경고, 경찰의 심의를 몇 건이나 받았습니까?	●	▲	○
15	지난 2년간 몇 번의 교통사고가 있었습니까?	●	●	○

현재 운전습관과 행동의 위험도를 자가진단해 보시고 안전운전을 실천하시기 바랍니다.

채점	●×5 ____점 + ▲×3 ____점 = 최종점수 ____점

점수해석

(0~15점)

모범운전자입니다. 귀하는 안전운전을 위해 중요한 것이 무엇인지 알고 있으며, 아는 것을 실천하는 운전자입니다. 만일을 위해 '●'나 '▲'에 표시한 것을 다시 한번 확인한다면 더욱 더 좋은 운전자가 될 수 있을 것입니다.

(16~34점)

조금 더 안전운전에 신경써야 됩니다. 몇몇 부적절한 운전습관을 가지고 있으며 안전운전을 위한 개선이 필요합니다. '●'나 '▲'표시한 사항을 적절한 방법으로 개선시켜 보세요.

(35점 이상)

위험한 운전습관입니다. 매우 위험한 운전습관을 가지고 있으며, 자신과 타인에게 잠재적, 실제적인 위험을 초래할 수 있습니다. '●'나 '▲'에 표시한 사항을 반드시 개선시켜야 하며 객관적인 운전평가를 받아보는 것이 좋습니다.

출처: 도로교통공단 http://cyedu.koroad.or.kr/selftest/link.do?mn=03

참고 도로교통공단 사이버 교통학교의 운전자교육 중 '어르신학교'

노인들을 대상으로 자신의 신체적 문제를 이해하고 교통사고의 유형을 통해 안전의식을 고취시키기 위해 아래와 같은 다양한 정보를 제공하고 있음

- 들어가기
- 연령별 교통사고 사망지수
- 노인운전기사의 사고 발생원인
- 시력저하의 증상은?
- 시력이 떨어지는 이유는?
- 청력이 떨어지는 이유는?
- 심리 근육운동 기능이란?
- 심리 근육운동 기능저하, 어떻게 대처할까요?
- 주의력과 반응시간 저하 증상은?
- 영향을 줄 수 있는 약물들은 무엇일까요?
- 교통사고는 언제 많이 발생하나요?
- 어디서 많이 발생하나요?
- 노화에 따른 신체변화
- 자신의 시력은 어떻게 측정할까요?
- 시력저하, 어떻게 대처해야 할까요?
- 청력저하, 어떻게 대처해야 할까요?
- 근육운동 기능저하 증상은?
- 노인의 인지능력?
- 인지능력저하, 어떻게 대처해야 할까요?
- 약물, 어떻게 대처해야 할까요?

출처: 도로교통공단 사이버 교통학교 http://cyedu.koroad.or.kr/healthtraffic/link.do?mn=0101

10

치매대상자의 응급상황관리

1. 낙상과 골절

■ 시설이나 가정에서 노인에게 가장 많이 발생하는 사고가 낙상과 이로 인한 골절임

■ 내적 요인

- 시각, 균형감, 걸음걸이, 근골격계 기능, 심혈관계 기능 등 노화와 관련된 변화
- 급성(실신, 저혈압, 심부정맥, 전해질 이상, 경련, 뇌졸중, 감염성 질병 등) 및 만성 질병(시각장애, 신경학적 장애, 근골격계 장애, 인지장애, 언어장애 등)과 같은 병적 상태
- 복용 약물(이뇨제, 수면제, 진정제, 항우울제, 항정신병약물, 항고혈압제 등)

■ 외적 요인

- 물리적 환경, 가구 배치, 바닥 표면, 조명 상태 등 환경적 요인
- 보행기, 휠체어 등 보행 보조용구
- 신발 등

■ 증상

- 통증
- 뼈 부러지면서 출혈로 종창
- 변형
- 기능상실
- 기타: 쇼크, 안면창백, 빈맥 등

■ 낙상 시 응급처치

- 낙상한 장소에서 아픈 부위, 정도, 골절여부 확인
- 통증이나 출혈이 없을 때
  - 침대나 의자로 옮김
  - 멍든 부분은 얼음주머니를 대어주고 대상자를 최대한 편안하게 함
- 골절이 의심될 때 응급처치를 함
- 의식이 없을 때는 즉시 구급차를 부를 것

■ 낙상 및 골절 예방

- 완치 가능한 급성 질환을 진단하고 낙상에 영향을 미칠 수 있는 만성 질환을 찾아내어 적절한 치료를 제공할 것
- 낙상 위험을 증가시키는 약물을 정기적으로 모니터링할 것
- 낮은 침대, 눈이 부시지 않는 밝은 조명, 미끄러지지 않으며 번쩍거리지 않는 마루 표면, 고정된 카펫이나 덮개, 안정성 있는 가구, 핸드레일이 부착된 욕실 등 안전한 환경 제공
- 운동
- 적절한 신발 착용
- 골절 예방을 위해 기기 등을 이용할 것
  - 일어나 걸을 수 있는 대상자: 보행벨트, 지팡이, 목발, 보행기 등 보행 보조

용구 이용
- 일어날 순 있지만 걸을 수 없는 대상자: 휠체어가 안전함
- 일어날 수 없는 대상자: 낮은 높이의 침대 사용

■ 골절시 응급처치
- 골절이 의심되는 경우, 더 이상의 추가 손상을 막고 손상의 범위를 최소화 해야 함
- 일반적인 응급처치는 안정rest, 얼음찜질ice, 압박compression, 올림elevation으로 4가지의 영어 첫글자를 따서 'RICE 요법'이라고 함(표 10-1)
- 골절이 되었을 경우에는 더 이상 움직이지 않게 하고, 골절된 뼈가 움직이지 못하도록 부목 등을 이용하여 묶을 것
- 만약 쇼크증상을 보일 경우 머리는 낮게, 발은 높게 한 후 가능한 한 빨리 병원으로 이송할 것

표 10-1 골절시 응급처치

처치	내용
안정	손상부위를 움직이지 않고 안정을 시킴
얼음찜질	국소 종창과 내출혈을 줄이고 동통을 경감시키는데 도움이 됨
압박	국소 종창을 줄이고 국소안정을 도움
올림	손상 부위를 심장보다 높여 물리적으로 부종을 줄여 줌

출처: 병원간호사회 https://khna.or.kr/homecare/01_first/adult03.php

■ 부목을 이용한 고정방법
- 골절부위의 부동상태를 유지할 것
- 고정할 때 부어오를 것을 예상하여 너무 조이지 말 것
- 고정시에는 골절부분의 상하관절까지 고정할 것
- 부목은 골절부위 크기, 체격에 따라 선택하되, 충분히 길어야 함

- 대용 부목으로 널빤지, 막대기, 우산, 담요나 모포 접은 것, 신문지 접은 것, 큰 잡지 등을 사용할 수 있음
- 혈액순환을 확인할 수 있도록 손가락 등의 말초부분은 나오게 할 것

■ 염좌

- 삐었을 경우
- 환부에 두꺼운 천이나 타올을 대고 냉수에 담그거나 얼음주머니로 식혀줄 것(15~30분). 혹은 환부를 누르듯이 신축성 붕대로 말아서 고정시킨 후 식혀 줄 것
- 냉찜질을 한 후 타월, 압박붕대 또는 부목이나 삼각건으로 고정시킬 것
- 삔 것은 단순골절과 분별하기 힘들 때가 있으며 골절을 동반할 경우도 있음. 분별이 서지 않을 때는 냉찜질을 한 후 부목으로 고정하고 환부를 높게 해서 병원을 방문하여 진료를 받을 것

2. 의식장애

■ 원인

- 뇌혈관질환
- 질식에 의한 뇌순환장애
- 심장병
- 간질
- 당뇨병 등

■ 응급처치

- 의식이 있으면 반드시 누운 자세로 조용히 안정을 취하게 함. 뇌출혈이 의심

되는 경우(힘이 없음, 감각저하, 신체 한쪽에 나타나는 마비, 시력감퇴, 언어장애 등) 구급차를 부를 것

- 쇼크상태시에는 베개를 빼고 발을 높여 쉬게 할 것
- 의식이 없는 상태에서 호흡시에는 흡입예방체위를 취해줄 것
- 호흡이 없을 때는 구조 요청을 하고 심폐소생술을 시행할 것
- 심장마비의 경우, 필요시 전기적 심장충격을 주기 위해 제세동기(심장충격기) 사용
- 기본소생술이란 심장마비의 확인→구조요청→심폐소생술→제세동기 사용이 포함됨
- 일반인 구조자에 의한 기본소생술: 내용은 〈표 10-2〉, 순서는 〈그림 10-1〉과 같음

■ 심폐소생술과 자동제세동

- 심폐소생술cardiopulmonary resuscitation(CPR) 시행 결정 및 준비
  - 자극에 반응이 있는지 살필 것
  - 주위에 도움을 요청할 것
  - 자세 교정: 단단하고 편평한 곳에 반듯이 눕힘
    척추손상이 의심되면 몸통 전체를 한 번에 움직여야 함
- 심폐소생술 시행법
  - 2015한국심폐소생술 지침(보건복지부 · 질병관리본부 · 대한심폐소생협회, 2016)에 의거하여, 일반인의 경우 인공호흡을 하지 않고 가슴압박만 함
  - 가슴압박의 위치: 가슴뼈의 아래쪽 1/2(그림 10-2)
  - 가슴압박 방법: 구조자는 대상자의 가슴 옆에 무릎을 꿇은 자세를 취하고(제한된 공간일 경우 대상자의 머리맡에서 할 수도 있음), 한 쪽 손바닥을 압박위치에 대고 그 위에 다른 손바닥을 평행하게 겹쳐 두 손으로 압박함. 손가락은 펴거나 껴서, 손가락 끝이 가슴에 닿지 않도록 하고, 팔꿈치를 펴서

표 10-2 일반인 구조자에 의한 기본소생술 흐름도 참고표

치료	내용
가슴압박	압박 위치: 가슴뼈의 아래쪽 1/2 압박 깊이: 성인 약 5cm, 소아 4~5cm, 영아 4cm 압박 속도: 분당 100~120회
가슴압박 소생술	인공호흡 없이 가슴압박만 계속하는 심폐소생술
심폐소생술	인공호흡을 할 수 있는 일반인은 심폐소생술 시행
자동제세동기 사용	자동제세동기가 도착하는 즉시 전원을 켜고 사용
심장리듬 분석	가슴압박을 중단한 상태에서 시행
제세동 후 심폐소생술	제세동 쇼크를 시행한 후에는 즉시 가슴압박을 다시 시작

출처: 보건복지부 · 질병관리본부 · 대한심폐소생협회(2016)

그림 10-1 일반인 구조자에 의한 기본소생술 순서

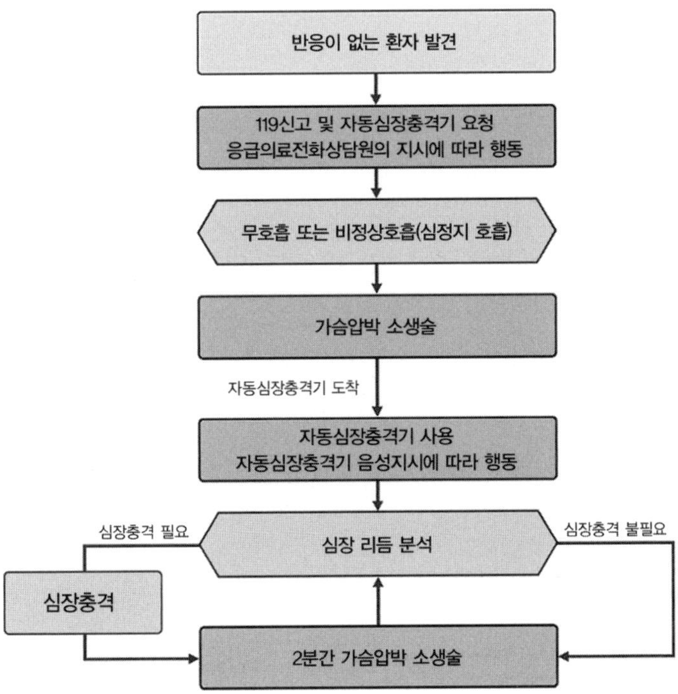

출처: 보건복지부 · 질병관리본부 · 대한심폐소생협회(2016)

팔이 바닥과 수직을 이룬 상태에서 체중을 이용하여 약 5cm 깊이로 압박할 것. 압박 깊이가 6cm를 넘는 경우에는 합병증 발생 가능성이 증가되므로 삼갈 것(그림 10-3)

- 가슴압박 속도: 분당 100-120회

• 자동제세동기automated external defibrillator(AED)

- 일반인에게는 '자동제세동기'라는 용어가 익숙하지 않으므로 '(자동)심장충격기'라는 용어를 같이 사용함
- 제세동 성공률은 심실세동 발생 직후부터 1분마다 7~10%씩 감소되므로, 제세동은 심정지 현장에서 신속하게 시행되어야 함
- 최근에는 공공장소 곳곳에 자동제세동기가 설치되어 있으므로 자동제세동기를 가져다가 심폐소생술에 방해가 되지 않는 위치에 놓은 후 지시대로 시행하면 됨(그림 10-4)

참고 심정지와 심폐소생술

0 ~ 4분	심폐소생술을 실시하면 뇌손상의 가능성이 거의 없다.
4 ~ 6분	뇌손상의 가능성이 높다.
6 ~ 10분	뇌손상의 가능성이 확실
10분 이상	심한 뇌손상 또는 뇌사가 된다.

심정지가 발생하면 그 순간부터 시간이 경과하면서 매 분마다 사망률이 증가한다. 5분 이상이 경과되면 뇌손상이 시작되고 10분 이상 경과되면 소생가능성이 희박하다. 그러므로 심정지가 발생하는 것을 목격한 사람이 심폐소생술을 즉시 실시하면 소생가능성을 2~3배 늘릴 수 있다.

출처: 서울소방재난본부 http://fire.seoul.go.kr/pages/cnts.do?id=226

그림 10-2 가슴압박 위치

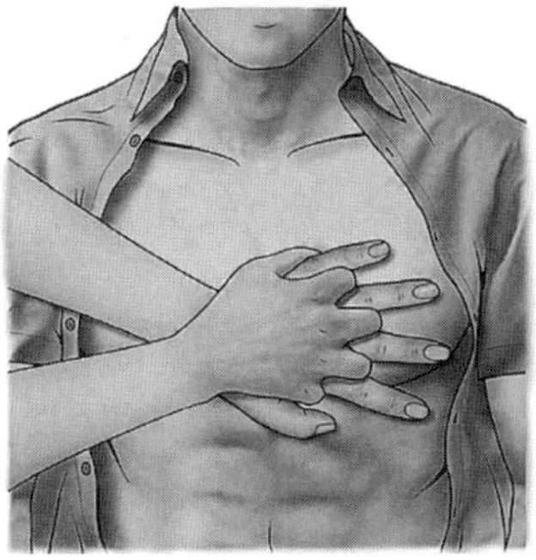

출처: 보건복지부 · 질병관리본부 · 대한심폐소생협회(2016)

그림 10-3 가슴압박 방법

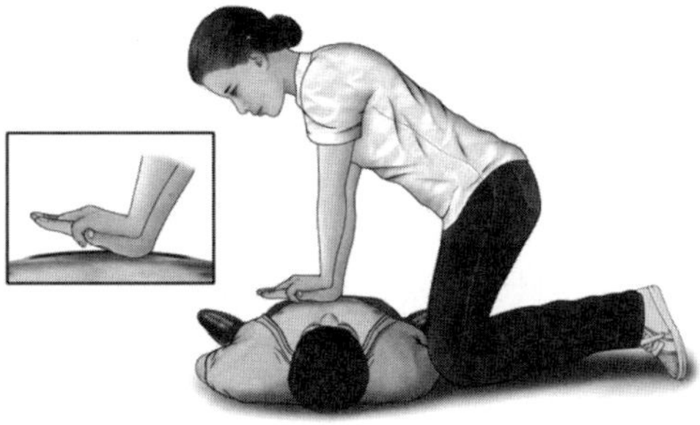

출처: 보건복지부 · 질병관리본부 · 대한심폐소생협회(2016)

그림 10-4 자동제세동기 사용방법

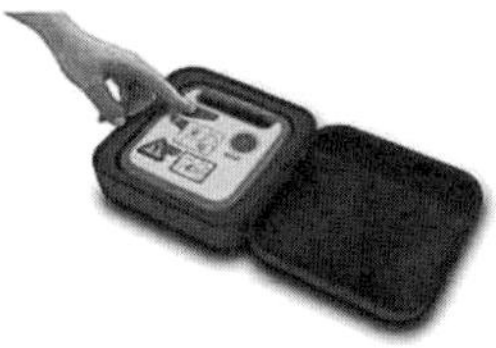

① 전원을 켠다

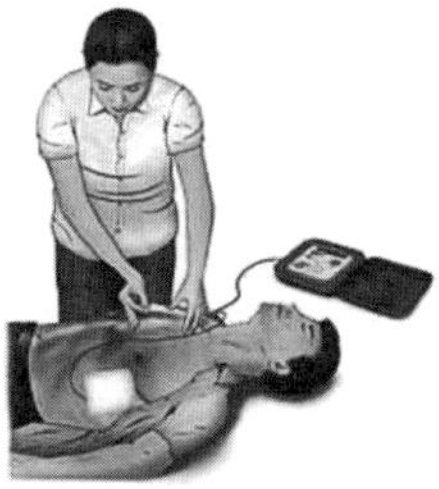

② 두 개의 패드 부착

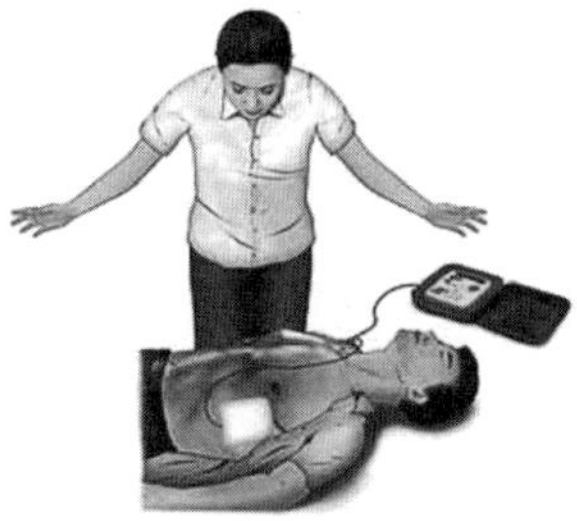

③ 심장리듬 분석

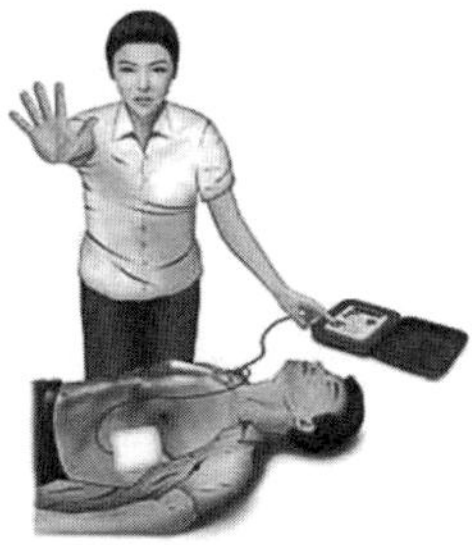

④ 제세동 시행

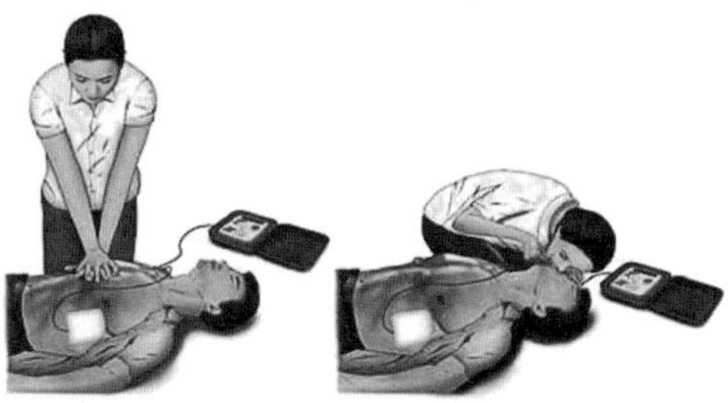

⑤ 즉시 심폐소생술 다시 시행

출처: 보건복지부 · 질병관리본부 · 대한심폐소생협회(2016)

3. 질식

■ 질식의 증상

- 여러 증상이 함께 나타나기도 하고, 한 두 증상만 나타날 수도 있음
- 손으로 목을 부여잡고 힘들어함
- 갑자기 숨쉬기를 매우 힘들어함
- 목의 하부나 배의 상부가 안으로 빨려 들어가 보임
- 목 부분에서 심한 천명음(쌕쌕하는 소리)이 들릴 수 있음
- 심하면 안색이 파랗게 되고 말을 하지 못함
- Chocking sign
- 주로 노인들이 과일, 떡, 고기 등을 먹다가 흔히 발생

■ 기도폐쇄

- 가벼운 기도폐쇄: 기침, 숨쉬기를 방해하지 말 것
- 심각한 기도폐쇄: 의식 유무와 관계없이 즉시 119에 연락, 대상자가 의식을 잃기 전까지 복부밀어내기를 반복할 것(그림 10-5)
- 기도가 완전히 폐쇄되면 3-4분 이내에 의식을 잃게 되고, 4-6분이 경과하면 뇌세포의 영구적인 손상이 발생하므로 빠르게 응급처치를 시행해야 함

■ 목에 이물질이 걸림: 의식이 있을 때

- 등 두드리기: 대상자의 몸을 앞으로 숙이게 하여 머리를 낮추고 양견갑골의 사이를 손목관절로 세게 4~5회 두드릴 것
- 손가락으로 훑어내기: 기도를 개방하고 입안을 확인해서 이물질이 보이면 턱과 혀를 동시에 한 손에 쥐고 들어 올리면서 손가락을 이용하여 훑어내기 방법으로 제거할 것(이물질 확인 없이 손가락 훑어 내기는 권장하지 않는 학자도 있음)

- 음식물이 깊이 박혀서 손가락이 닿지 않을 때: 진공청소기로 흡입함(하세가와 가즈오 저/조추용, 최현자 역, 2002)
- 복부 밀어내기 방법(하임리히법): 그림 10-5
  - 하임리히법: 횡격막 아래부위에 갑작스러운 압박을 가함으로써 폐 속에 잔류하고 있는 공기의 힘으로 이물질을 배출시키게 됨
  - 대상자를 일으켜 세우거나 앉힌 뒤, 뒤에 서서 대상자의 허리를 팔로 감고 한 손은 주먹을 쥠
  - 주먹 쥔 손 엄지손가락 부분이 대상자의 배꼽 위와 명치끝 가슴뼈 아래쪽 사이의 정중앙에 오도록 함
  - 주먹 쥔 손을 나머지 한 손으로 포개어 감싸 쥐고 대상자의 복부 안쪽을 주먹으로 누르며, 위를 향해 빠르게 복부를 밀쳐 올릴 것. 이때 명치 부위를 압박해서는 안 됨
  - 유럽소생위원회 2015년 가이드라인: 이물에 의한 심각한 기도폐쇄에서는 등두드리기법 5회와 복부밀어내기 5회를 교대로 시행할 것을 권고하고 있음(Perkins GD, et al., 2015)
  - 이물질이 제거되거나, 대상자가 숨을 쉬거나 혹은 기침을 하면, 복부 밀쳐 올리기를 중단하고 대상자가 다시 자유롭게 호흡을 하는지 지켜볼 것. 시행 중에도 중간에 대상자가 의식을 잃으면 중단하고 심폐소생술을 시행해야 함
  - 하임리히법은 복부·흉부 수술이나 심장이상, 탈장이 있는 사람에게는 적합하지 않음

■ 목에 이물질이 걸림: 의식이 없을 때

- 똑바로 눕힐 것
- 구조자는 대상자의 허벅지 쪽에 무릎을 꿇고 앉을 것
- 한 손을 이용하여 대상자의 배꼽과 명치 사이에 손꿈치를 놓고 다른 한 손을

포개어 4~5회 정도 위를 향해서 빠르게 밀쳐 올릴 것

- 구조자의 위치는 대상자의 복부 중앙에 위치하여야 하며, 좌 · 우 어느 쪽으로도 치우치지 않게 해야 함
- 밀쳐 올리기는 4~5회를 실시한 후 입안의 이물질을 꺼낼 것

■ 대상자가 비만일 경우

- 복부밀어내기가 효과적이지 않거나, 비만 등으로 복부를 감싸안을 수 없는 경우에는 가슴밀어내기를 시행할 것(그림 10-6)

■ 혼자 있을 때

- 주위에 도와줄 사람이 없으면 혼자서 상술한 방법대로 복부밀어내기를 실시할 것
- 또는 몸을 앞으로 숙이고 의자 등받이, 싱크대 난간과 같이 딱딱한 것으로 복부를 누를 것. 이때 끝이 뾰족한 것이나 모서리에 몸을 숙이면 상처를 입을 수 있으므로 주의할 것

그림 10-5 복부밀어내기법(일명 하임리히법, abdominal thrust)

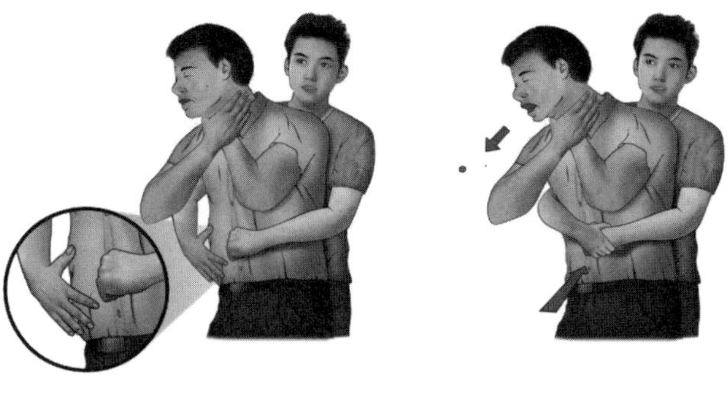

출처: 보건복지부 · 질병관리본부 · 대한심폐소생협회(2016)

그림 10-6 가슴 밀어내기법(흉부압박, chest thrust)

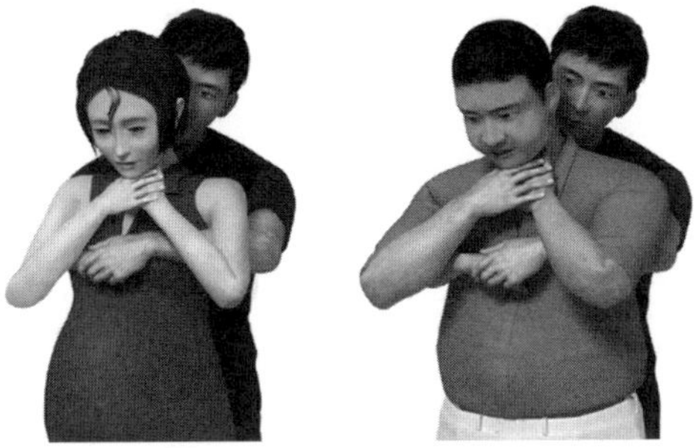

출처: 대한심폐소생협회(2018)

4. 이식

■ 원인

• 먹어서는 안되는 것(방부제, 세제, 약품, 담배, 단추, 동전, 종이, 은박지, 스펀지 등)을 먹음

■ 응급처치

• 가능한 한 머리를 낮추고 토하게 하거나, 병원으로 이송

• 강산이나 강알카리, 석유제제를 마셨거나, 의식이 없거나, 경련을 일으킬 때 토하도록 하는 것은 좋지 않음

• 중독성이 있는 약물, 화학물질, 약병 등은 수거하여 비닐 팩에 담아 병원으로 가져갈 것

■ 예방

• 식도를 막을 수 있는 물질이나 몸에 흡수될 수 있는 약품 등은 위험하므로, 냉장고를 쉽게 열지 못하도록 하고 해로운 물건은 눈에 띄지 않도록 치울 것

5. 화상

■ 원인

• 목욕물, 음료수, 음식물, 가스, 화학약품, 다리미, 전기장판 등

■ 분류

• 원인에 따른 분류: 열화상(화염화상/열탕화상/접촉화상), 화학화상, 전기화상
• 깊이에 따른 분류: 손상된 피부층 기준
  - 1도: 표피층만 손상, 피부발적과 통증 있음
  - 2도: 표피와 진피 손상, 부종 및 수포 형성, 상당한 통증
  - 3도: 피하조직과 그 이하의 근육, 건, 인대, 뼈까지 파괴
• 중증도에 따른 분류
  - 경증: 1도
    2도 15% 이하(성인), 5% 이하(노인)
    3도 2% 이하
  - 중등도: 2도 15~25%(성인), 10~20%(노인)
    3도 10% 이하
  - 중증: 2도 25% 이상(성인), 20% 이상(노인)
    3도 10% 이상
  - 노인은 10% 화상도 중증
  - 저온 화상의 위험성 주의

■ 응급처치

• 뜨거운 것에 노출된 부분을 먼저 찬물에 대고 식힘(손발은 직접 찬물에 담금. 몸통은 수건이나 비닐봉지에 얼음물을 넣어 환부에 댐)
• 광범위 화상은 옷을 벗기면 수포가 터질 수 있으므로 겉옷만 벗긴 후 속옷

위에서 식힘

- 기도나 눈의 화상, 9% 이상이거나 2도의 열상은 식힌 후 외과 또는 피부과 치료를 받도록 할 것
- 화상 응급처치 시 주의사항
  - 된장, 기름, 간장 등을 바르지 말 것
  - 수포는 터뜨리지 말 것
  - 보온에 유의할 것

■ 예방

- 수도꼭지의 온도를 원래부터 조절해둘 것
- 목욕물의 온도 확인
- 국이나 차는 식힌 후 줄 것
- 양초, 모기향, 담뱃불은 잘 끌 것
- 불 위에 뜨거운 물이 든 주전자를 올리지 말 것
- 가스, 화학약품, 전기기기 등에 노출되지 않도록 할 것

6. 유사시를 위하여

■ 구급상자

■ 긴급 연락 카드: 가족 및 케어자 누구나 소지할 것

- 혈액형, 알레르기 등 특이체질 명기, 현재 치료받고 있는 병이 있을 때는 간단한 치료 내용 기입(성명, 생년월일, 주소, 전화번호, 근무처, 연락처, 의료보험 번호 등)

■ 비상시 연락망: 가족, 응급병원

■ 가정응급처치 kit(구급함): 안약, 붕대와 거즈, 해열제, 소독약, 가위, 감기약, 바셀린, 전자체온계, 진통제, 피부연고제, 전자혈압계, 소화제, 암모니아수, 부목, 지사제, 소독밴드, 삼각건 등

■ 입원 시 필요한 것: 응급사태가 발생할 경우를 생각해서 평소 입원에 필요한 것을 리스트로 작성해둘 것

- 의료보험 카드, 도장, 필기용구
- 의류: 속옷, 목욕 타월
- 세면도구: 타월, 비누, 칫솔, 치약, 컵, 빗, 면도기, 슬리퍼
- 일용품: 휴지, 물수건
- 식기류: 수저, 젓가락, 과도, 물병
- 기타: 시계, 담요 등

■ 구급차를 부르는 방법

- 119에 신고
- 응급임을 말할 것
- 출동할 주소를 정확히 말할 것
- 대상자의 증상, 연령 등
- 신고자의 이름과 연락처를 알릴 것
- 구급차가 도착 때까지 119지시에 따를 것

제3부

치매대상자와 가족

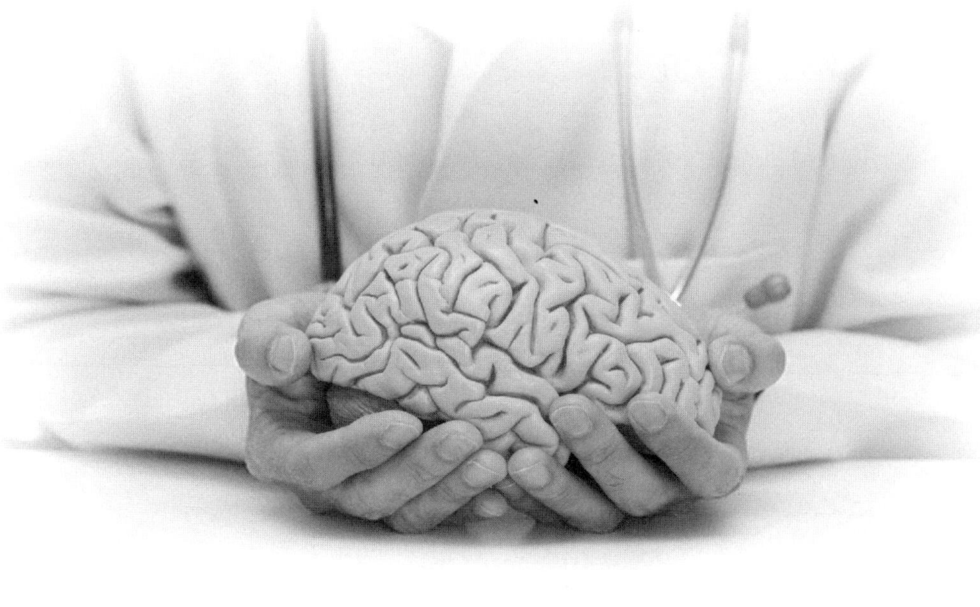

11

치매대상자 가족의 역할과 대처

1. 치매대상자 가족의 역할

1) 치매가 의심될 때 가족의 역할

- 치매가 의심될 때, 당황하여 손을 놓고 있으면 안됨. 치매 중 치료 가능한 치매도 있고, 치료가 불가능한 치매일지라도 증상을 완화 또는 지연시킬 수 있으므로, 지체하지 말고 정확한 진단을 받을 것
  - 집 근처의 보건소나 치매안심센터를 방문하여 치매 선별검사를 통해 정밀검진이 필요한지를 확인할 것
  - 치매 선별검사 결과 정밀 검진이 필요할 경우, 보건소나 치매안심센터의 협력병원이나 평소 이용했던 의료기관을 방문할 것. 진료과는 정신건강의학과, 신경과, (구)신경정신과임. 이때 치매를 전문적으로 다루는 의사인지를 알아본 후 전문성을 지닌 의사나 병원을 찾을 것
  - 치매는 만성적인 경과를 취하는 질환이므로 솔직하고 바른 정보를 제공할 수 있는 의사를 선택하는 것이 중요함

2) 경도인지장애 진단을 받았을 때 가족의 역할

- 경도인지장애란 정상과 치매의 중간단계로, 치매로 진행되기 전 단계임

- 경도인지장애 진단을 받은 사람들 중 10~15%는 1년 이내에 치매로 진행되므로 가볍게 여겨서는 안됨

- 경도인지장애 진단 후 가족이 할 일
  - 치매대상자와 함께 하는 시간을 늘릴 것. 치매대상자와 함께 활동하는 것은 두뇌활동을 돕는 것임
  - 치매대상자와 함께 하루 30분 이상 유산소운동을 꾸준히 할 것
  - 경도인지장애 대상자들은 미각과 후각이 감퇴하여 점차 입맛을 잃어가고 식사량이 줄어드는 경우가 많아, 그로 인한 영양결핍은 뇌기능의 악화로 이어져 빠르게 치매로 진행될 수 있음. 그러므로 치매대상자의 식사를 잘 챙길 것
  - 경도인지장애 진단을 받은 때부터는 적극적이고 꾸준한 병원 진료를 받을 것. 경도인지장애의 진단을 받은 후 일상생활 기능에 장애가 발생하는지를 잘 관찰하고, 제때에 병원에서 인지기능 재평가를 받아 약물 조절이나 다른 치료 방법에 대한 조언을 받을 것
  - 치매대상자의 인지기능이 아직 유지될 때 유산상속 등 주변정리를 할 수 있도록 도울 것
  - 경도인지장애를 이별을 미리 준비하라는 신의 선물로 받아들일 것. 치매대상자와 후회가 남지 않도록 나머지 삶의 시간들을 보내며, 대상자 및 가족들은 미리 죽음에 대한 준비를 할 것(김양래, 2014)

3) 치매 확진 후 가족의 역할

(1) 치매대상자 가족의 심리

- 치매대상자 가족이 치매에 익숙해져 가기 위해서 반드시 거치는 4가지 심리적 단계가 있음(현대건강연구회, 1997)
  - 1단계: 당황 · 부정
    - 고민을 다른 친척들에게조차 털어놓지 못하고 혼자서 고민함
  - 2단계: 혼란 · 분노 · 거부
    - 정신적 · 신체적으로 지칠 대로 지쳐서 치매대상자와의 접촉을 가능한 한 거부하려고 함
  - 3단계: 포기
    - 분노 · 초조는 자신에게 손해라고 생각하기 시작해서 포기의 경지에 이름
  - 4단계: 수용
    - 치매대상자를 있는 그대로 가족의 일원으로서 받아들일 수 있게 됨

(2) 병원에서 치매 확정 판정을 받았을 경우 가족이 유의할 사항

- 병원 의료진과 꾸준히 상담할 것
- 인터넷 정보를 믿고 의존하지 말고, 어디까지나 단순 참고용으로만 사용할 것
- 대상자에게 기존의 방식대로 행동하기를 바라서는 안됨
- 대상자의 잔존기능을 최대한 유지할 수 있도록 지원할 것(예: 치매대상자 일자리 갖기 프로그램 '주문을 잊은 음식점'(KBS1, 연출 김명숙): 2018. 8. 9.과 8. 16 방영. 알츠하이머 치매대상자 5명과 방송인들이 함께 2일간 식당을 운영하면서 치매대상자의 잔존기능을 이용하여 역할 분담을 하고 활동하도록 지원함)
- 치매대상자의 기억과 인지기능이 다소 남아 있을 때 많은 시간을 함께 할 것
- 치매대상자가 자신의 삶, 유산문제 등을 정리하도록 도와줄 것(유서작성, 일

기쓰기, 자서전쓰기 등). 치매 진단을 받은 후 가장 먼저 챙겨야할 사항은 재정적 · 법률적인 것임

- 치매는 개인의 질병이기도 하지만 가족 공동의 질병이기도 함
- 가족구성원들간에 역할이나 의료적, 재정적 등 각종 부담을 어떻게 분담할지를 의논해야 함
- 가족도 대상자 못지않은 이 병의 희생자이므로, 스트레스와 부담감 등을 해소할 방안을 강구해야 할 것임

(3) 치매대상자 가족이 갖추어야 할 필수사항

- 체계적으로 준비할 것: 치매에 대해 전문가가 될 것
- 체력은 케어에 필수 자질임
- 정신적인 성숙과 끈기있는 자세
- 강인함
- 가족들은 본인의 생활을 관리하고 건강을 유지하며 죽음에 대해 평안한 마음을 가지는 자세가 요구됨. 가족들은 대상자가 가능하면 존엄성을 유지하면서 편안하게 여생을 지내도록 돕고 동시에 자신의 인생도 가능한 한 의미있게 이끌어야 함

2. 치매대상자 가족의 대처

1) 치매의 진행과정별 대상자의 체험

- 치매대상자에 따라 진행속도와 거쳐가는 과정이 다소 다를 수 있으나, 대체로 다음의 5단계를 경험함(정수경 외, 2006)
- 어떤 치매대상자는 이러한 단계들을 건너뛰기도 하고 혹은 한 단계에 오래

머물기도 하며, 혹은 두세 개의 단계를 중첩하여 경험하기도 함

(1) 1단계: 이상함을 자각하는 단계

- 대상자는 자신이 무엇인가를 자주 잊어버린다는 것을 인식함
- 당황하고 화를 내며, 실수를 부정하거나, 다른 사람에게 핑계를 돌리거나, 거짓을 꾸며 적당히 넘겨 버리려고 함
- 대상자는 본인이 실수한다는 것을 알지만 이유를 파악하지는 못하고 있음

(2) 2단계: 치매를 인정하는 단계

- 대상자는 본인의 증상이 치매로 진단된 것을 받아들임
- 이 단계에서 대상자의 뇌는 부분적으로 손상되어 있지만, 대부분은 정상적으로 기능함
- 대상자는 자신에게 멀고 힘든 앞날이 기다리고 있음을 알고 고통스러워함

(3) 3단계: 이상함에 대한 인식을 상실하는 단계

- 병이 진전됨에 따라 뇌의 손상이 뚜렷이 드러남
- 대상자는 자신의 문제점을 인식하지 못하게 되면서 문제행동에 대처하는 능력을 상실함

(4) 4단계: 일상생활 활동을 통제할 수 없는 상태

- 대상자는 일상생활 활동을 통제하지 못함

(5) 5단계: 전적인 의존상태

- 케어자에게 전적으로 의존해야 하는 상태임

2) 치매 진행과정별 가족의 대처

- 대상자의 치매가 진행되어감에 따라 가족은 케어자로서의 역할 변화가 필요함
- 가족의 대처는 다음과 같음

(1) 1단계(이상함을 자각하는 단계)에서의 가족의 대처

- 치매가 처음 발병할 때는 무엇인가 좀 잘못되었어도 이것이 치매 때문이라고 대상자 및 가족은 깨닫기 힘드나, 차차 이상함을 눈치채게 되면서 의사로부터 치매라는 진단을 받게 됨. 이때 가족들이 해야 할 일들은 다음과 같음
  - 누가 주된 케어자가 될 것인지 가족들과 상의하여 결정할 것
  - 주된 케어자는 간병하는 일에 대한 실질적인 지식을 습득하고, 계획을 세우며 병의 진행에 대하여 객관적인 태도를 가져야 함
  - 가족 중에 누가 주된 케어자를 도울 것이며 얼마만큼 참여할 수 있는지를 결정할 것. 대상자를 어떤 방법으로 도울 수 있는지 형제·자매들과 상의할 것. 일주일에 하루 혹은 한 달에 한 주일을 도와 달라고 구체적으로 제시할 것
  - 대상자를 위해 신분증명 팔찌나 목걸이를 준비할 것
  - 중요한 신분증이나 신용카드 등은 안전한 곳에 둘 것
  - 대상자를 담당하는 의사와 친밀하게 상의할 수 있도록 신뢰관계를 쌓을 것
  - 대상자 본인 및 자녀들을 위해 필요한 법적 조치를 취할 것
  - 친척이나 친구들에게 치매에 관하여 알려주고 이해를 구하며, 필요할 때 도움을 받을 수 있도록 미리 요청해 둘 것
  - 주변에 치매관련 전문병원이나 요양원, 주·야간보호센터 혹은 가족지원모임 등 가용한 사회적 자원을 확인해 둘 것

(2) 2단계(치매를 인정하는 단계)에서의 가족의 대처

- 치매 초기에서 증상이 심각하게 드러나는 단계로 가는 과도기적 성격을 지님
- 이 단계에서 가족의 역할은 대부분 1단계와 유사한데 병의 진전을 지켜보면서 다음에 다가올 악화되는 상황에 대비하고 마음의 안정을 제공하는 것이 중요함
- 가족들이 해야 할 일들은 다음과 같음
  - 대상자에게 다정한 말과 포옹 등으로 확신과 편안함을 줄 것
  - 대상자가 원하는 만큼 혼자 있을 수 있도록 할 것
  - 가족케어자는 유머감각을 잃지 말고 대상자의 실수나 케어자 본인의 실수에 적절히 대처할 것

(3) 3단계(이상함에 대한 인식을 상실하는 단계)에서의 가족의 대처

- 대상자는 자신의 상황에 당황하고 불안해함은 물론 일상생활을 원활히 유지하기 어려우므로 가족케어자는 정서적인 안정과 함께 실질적인 도움을 제공할 것
- 자신의 의사 표현이 어려우므로 대상자의 의도를 파악하고 적절한 도움을 제공할 것
- 가족들이 해야 할 일은 다음과 같음
  - 대상자가 무엇을 의도하고 말하려고 하는지 추측하려고 노력하며, 대상자의 비언어적 신호에 주의를 기울일 것
  - 문제행동을 예방하기 위해 대상자가 불안해하는 상황을 피할 것
  - 운동, 집안일 보조 등 생산적인 활동을 하도록 하여 배회하는 활동을 예방할 것
  - 대상자와 논리적 혹은 이성적으로 따지거나 설득하려 하지 말 것
  - 정상인에게라면 하지 않았을 행동이나 언어는 대상자에게도 삼갈 것
  - 대상자의 자존심과 체면을 고려하여 행동할 것

- 가족케어자의 건강과 행복을 위해 적절한 휴식시간을 확보할 것

(4) 4단계(일상생활 활동을 통제할 수 없는 상태)에서의 가족의 대처

- 일상생활 수행에 어려움을 겪고 있는 치매대상자가 가급적 오랫동안 잔존기능을 유지할 수 있도록 지원할 것
- 대상자가 노력하여 스스로 일상생활을 수행할 수 있도록 상황을 만들어 주고, 안 되는 부분에 대해서만 도움을 제공할 것
- 가족들이 해야 할 일들은 다음과 같음
  - 대상자의 일상생활에 도움이 필요한 때를 잘 살피고 자연스럽게 도와줄 것
  - 대상자의 능력이 허락하는 한 독립적으로 일상기능을 수행할 수 있도록 환경을 마련해 줄 것
  - 대상자의 안전에 항상 유의하며 미리 대비할 것
  - 위급한 상황에 대비하여 응급처치법을 배우며, 응급연락망을 확보할 것
  - 일상생활이 규칙적이고 단순해지도록 조정할 것
  - 집중이나 오랜 시간을 요하지 않는 다양한 활동들을 개발할 것
  - 대상자의 의도를 짐작하여 해답을 포함하는 질문을 하는 등의 배려로 대상자에게 좌절감이 발생할 수 있는 상황을 예방할 것
  - 대상자 본인이나 타인에게 해를 끼치지 않는 한 반복행동이나 배회활동, 환상, 꿈, 이상한 행동을 내버려 둘 것. 그러나 이 경우 가족케어자는 대상자 주위에서 감시를 소홀히 해서는 안됨
  - 대상자의 문제행동에 주의하여 적절히 대처할 것

(5) 5단계(전적인 의존상태)에서의 가족의 대처

- 치매대상자는 인지기능이나 근육조절능력을 상당부분 상실하여 일상생활을 수행하기 위해서는 가족들에게 24시간 전적으로 의존해야 하는 상태임
- 가족들은 일상생활을 포함한 모든 활동을 책임져야 함

• 이 단계에서 가족들이 유의해야 할 사항은 다음과 같음

- 도와주는 사람 없이 24시간 가족케어자 혼자서 간병하는 것은 피할 것
- 대상자가 신체적으로 문제가 발생하거나 질병에 감염될 징조가 있는지 주의해서 살필 것
- 대상자를 매일 간단히 씻기고 욕창에 대비한 케어를 할 것
- 의료진과 상의하여 침대와 의자에 눕거나 앉아 있는 시간을 조정하고 1~2시간마다 움직여줄 것
- 대소변을 보는 시간표를 만들어주고 화장실에 갈 때는 항시 동행하며 필요한 경우 기저귀를 착용할 것
- 대상자를 들어 올려야 하는 경우에는 도우미와 함께 하며, 부득이한 경우에 대비하여 케어전문가(간호사, 물리치료사 등)로부터 움직이는 방법을 배워둘 것
- 대상자의 목에 음식이 걸리지 않도록 주의하며, 적절한 수분과 영양을 공급 할 것
- 대상자의 치아상태에 관심을 가져 매 식사 후 양치질을 하도록 도와주며 의치는 깨끗이 관리할 것
- 가능하다면 어린이와 애완동물을 대상자와 함께 놀도록 배려해줄 것

12

치매대상자 가족의 스트레스 및 부양부담 관리

1. 치매대상자 가족의 스트레스와 관리

1) 치매대상자 가족의 스트레스

(1) 치매가족은?

- 다른 질병을 가진 대상자를 돌보는 일보다 심리적 스트레스가 큼
- 대상자와 대부분의 시간을 함께 보내야 함
- 흔히 케어에 대한 준비가 되지 않은 상태에서 시작하므로 부담이 큼
- 치매대상자에 대한 책임과 의무만 가진 채 장기적인 케어 부담을 안게 됨
- 치매대상자 가족들에게 건강상의 문제가 발생하기도 함

(2) 치매대상자 가족의 나타날 수 있는 건강문제들

- 우울증과 불안증
- 피로, 수면장애
- 약물복용
- 면역기능저하
- 상처회복의 지연

• 건강위험 행동의 증가(예: 흡연, 음주)
• 기존 질병의 악화
• 기타

2) 치매대상자 가족의 스트레스 관리법

(1) 사실을 받아들이기

• 사실과 생각, 바꿀 수 있는 것과 없는 것의 구분
• 이미 지나간 일은 바꿀 수 없음
• 사실에 대한 우리의 해석(생각)만을 바꿀 수 있을 뿐임
• 자신의 한계를 인식할 것

(2) 자신의 감정을 존중하기

• 긍정적인 감정처럼 부정적인 감정도 나쁜 것이 아님
• 감정은 에너지임
• 감정은 신호임

(3) 감정을 표현하기

• 자신의 감정을 솔직하게 말할 것
• 다른 사람을 비난하지 말 것
• 기분을 표현할 수 있는 정서적인 활동을 할 것: 음악듣기, 악기 연주하기, 산책, 사진찍기, 그림그리기, 노래부르기, 소리지르기, 춤추기, 책읽기 등

(4) 긍정적인 면을 보기

• 치매대상자로부터 긍정적인 요소를 점차 기대하기 어려우므로 가족케어자

는 긍정적인 마음을 갖고 생각을 조절하여 긍정적인 면을 찾아볼 것
- 치매대상자의 상태가 병의 증상임을 이해하고 긍정적인 마음을 갖도록 할 것

(5) 많이 웃기

- 웃음의 법칙: 웃으면 웃을 일이 생김

(6) 감사하기

- 감사할 일이 없어도 감사하기
- 감사는 하면 할수록 감사할 일이 더 많이 생김

(7) 몸을 많이 움직이기

- 신체적인 활동
- 운동: 걷기, 달리기, 스트레칭, 체조
- 춤추기

(8) 조용히 있어 보기

- 치매 중기 이후가 되면 치매대상자 케어는 24시간 노동이 될 수 있으므로, 상황을 떠나 자신만의 공간에서 자신만의 시간을 가져볼 것
- 내면의 침묵을 느끼기
- 이완과 명상, 기도, 피정, 산책, 여행 등

(9) 균형있는 삶 유지

- 일-쉼의 균형 찾기
- 우선순위 정하기: 중요한 일 〉 급한 일

(10) 스스로를 임파워먼트할 것

- 임파워먼트empowerment는 힘을 부여하는 것. 여기서는 무력한 자신에서 '할 수 있는 자신'이 되는 것임

- 임파워먼트의 방법
  - 치매의 특성 및 케어 요령, 스트레스나 부양 부담감을 경감시키는 방법을 습득할 것
  - 목표를 낮게 설정할 것. 작은 목표를 매일 달성하여 성공 경험이 축적되면 자기효능감, 자신감이 생김
  - 치매를 받아들이고 치매에 의한 일상생활 장애를 가진 사람과 사이좋게 살아가는 방법을 찾아볼 것

(11) 건강한 관계를 유지할 것

- 건강한 가족관계를 유지할 것: 가족의 화합은 치매 케어의 가장 중요한 요소임
- 친지 및 친구관계를 지속할 것

(12) 기타: 해서는 안되는 것

- 음주, 흡연, 약물, 지나친 잠, 무리한 계획 등

2. 치매대상자 가족의 부양부담과 관리

1) 치매대상자 가족의 부양부담

- 치매대상자의 부양경험과 관련된 신체적, 사회적, 경제적, 심리적 측면의 다차원적인 반응

- 치매대상자의 장기 케어가 치매가족에게 미치는 다음과 같은 영향은 모두 케어 부담으로 나타남
- 치매대상자를 돌보면서 부담감에 시달리고 있는 가족케어자를 '숨겨진 피해자hidden victims'라고 함

(1) 신체적 측면

- 주관적으로 평가하는 건강상태가 나쁨
- 만성 피로
- 수면 부족
- 약물복용 증가
- 병원이나 의사를 찾는 경우도 많음
- 기존에 가지고 있는 질병의 악화 가능성이 높음
- 만성 신체질환의 발생 증가(한 가지 이상)
- 사망률이 높음

(2) 사회적 측면

- 평소의 취미활동 포기
- 친구나 가족들과 즐거운 시간을 보내는 기회 감소
- 자아 성취를 위한 기회 감소 혹은 상실(교육 및 직업 활동 등)
- 종교활동, 여가 문화활동, 사회적 모임의 참여 제한
- 이웃과 고립, 친구나 친척집 방문이 어려움
- 외로움과 소외감 경험

(3) 경제적 측면

- 치매대상자의 치료 및 케어 비용으로 재정적 부담 증가
- 치매대상자 케어로 인해 경제활동을 못하게 되는 경우 수입 감소

- 경제활동에 참여하는 시간 단축 및 업무 방해로 생산성이 저하됨
- 전일제 근무 포기, 직업을 중단하기도 함
- 가족케어자 자신의 질병을 치료하기 위해 드는 비용 증가

(4) 심리적 측면

- 우울증
- 불안증: 부양역할, 치매 유전 관련, 안전사고, 대상자의 공격적 행동으로 인한 피해 등에 대한
- 고립감
- 무력감: 치료 효과가 없을 것이라는
- 분노
- 좌절감: 치매대상자의 기능저하로 인해
- 자책, 죄책감: 대상자에게 잘해드리지 못하는 것, 과거에 잘못한 것, 집에서 더 이상 모실 수 없는 것 등
- 수치심
- 구속감, 소외감: 대상자의 과도한 요구에 따른

(5) 가족관계

- 가족관계의 전반적인 악화
- 부양자와 치매대상자간의 부정적인 관계: 말다툼, 지나친 의존과 부양 태도에 대한 불만, 치매대상자의 행동으로 인해 창피 당하거나 분노 누적
- (기혼자녀의 경우) 부양자 역할과 배우자 역할간의 긴장, 부부관계의 악화, 부모-자녀관계 갈등
- 자녀들간의 형제관계 갈등

2) 치매대상자 가족의 부양부담에 영향을 미치는 요인

(1) 치매대상자의 특성

- 신체기능 손상정도
- 인지기능 손상정도
- 문제행동 정도
- 일상생활능력 저하
- 유병기간
- 성별: 남성대상자의 경우에 가족케어자의 부양부담이 더 높음
- 교육수준
- 병전 성격 등

(2) 주부양자/치매가족의 특성

- 연령
- 교육수준
- 건강상태
- 소득수준
- 1일평균 케어시간
- 치매에 대한 태도 및 이해도
- 부양기간

(3) 사회적지지 특성: 케어상황

- 가족의 지지
- 가족 외 친척, 친구, 이웃 등의 지지

3) 치매대상자 가족의 부양부담 관리를 돕는 법

(1) 교육

- 가족케어자가 치매대상자를 이해하고 적절하게 도울 수 있도록 가족케어자에게 교육프로그램을 제공할 것. 교육프로그램에는 다음의 내용을 포함시킬 것
  - 치매의 원인질환들
  - 치매의 진행단계
  - 치매 진단 및 치료과정
  - 문제행동과 그에 대한 대처요령
  - 치료에 대한 기대치
  - 가족케어자의 역할 및 스트레스와 부담감 경감 방안
  - 노인장기요양보험제도 및 복지서비스 활용
  - 학대관련 지식

(2) 상담 및 정서적 지지

- 가족케어자의 수고와 노력을 알아주고 심리적인 지지와 격려를 제공할 것
- 우울증, 불안 등에 대해 상담 받을 수 있도록 하여 소진을 예방할 것
- 치매단계별 가족의 반응에 따른 상담 및 정서적 지지를 제공할 것

- 치매초기
  - 치매라고 고지하였을 때 가족의 반응에 따라 필요한 (심리)교육이나 치료를 실시할 것
  - 대상자와 가족 모두 치매란 병을 받아들일 수 있도록 하기 위해 의료진은 가능한 한 빨리 병명을 고지하는 것과 이를 통해 그들이 현실을 직시하도록 할 것
  - 치매는 질병이며 병은 치료하는 것이라고 인식시키는 것이 치매와 대상자

이해의 첫걸음임

■ 치매중기

• 중기가 되면 치매대상자에게 문제행동이 나타나며, 점차 자립적인 생활에 제한을 받게 됨. 따라서 가족들이 치매대상자에 대한 지원이나 케어를 제공해야 하기 때문에 자기부정, 자책감이나 피해의식이 생기기 쉬우므로 이에 대한 상담 및 정서적 지원을 할 것

■ 치매말기

• 임종기의 대처에 대해 설명하고 필요한 부분의 심리 및 정서적 지지를 제공할 것

(3) 지역사회의 지원 및 교류 확대

■ 지역사회 내의 가족케어자의 모임을 할성화시키고 많은 가족케어자들이 참여할 수 있도록 하여, 정서적 교감과 위로, 케어 관련 정보 교환, 지역사회의 도움을 받을 수 있는 방법과 기회를 얻을 수 있는 계기를 마련할 것. 가족모임은 가족(심리)교육의 실천장소가 될 뿐만 아니라, 가족이나 대상자를 통해 보다 구체적인 내용들을 알게 됨으로써 심리교육의 내용이 심화되는 기회가 됨

■ 지역사회 내 치매가족 모임이나 치매 카페(치매안심센터 운영) 참여하기: 스트레스, 부담감, 고민 등을 교류하는 곳. 치매는 길고 오래가는 병이므로, 어려움을 혼자 짊어지지 말고 모두와 나눌 수 있는 방법을 강구할 것

■ 치매대상자와 가족을 위한 자원봉사자인 치매파트너를 활용하기(중앙치매센터 홈페이지→나눔→치매파트너 https://partner.nid.or.kr/info/introduce.aspx)

■ 주 · 야간보호프로그램이나 단기보호프로그램 등을 소개하고 이용하도록 하여, 가족케어자의 케어 부담감을 감소시키도록 할 것

■ 재가 서비스 이용 소개하기

- 가족이 주변 가족들에게 도움을 요청할 수 없는 경우에 국가가 지원하는 재가 서비스가 유용함. 예를 들어 가족자체가 없거나 경제적 어려움으로 생계에 매달려 있는 가족이 생업을 버리고 대상자에게 전념할 수 없는 경우임
- 재가서비스는 대표적인 공적서비스로, 건강보험 가입자 또는 피부양자인 경우에 한하여 65세 이상이거나 65세 미만일지라도 노인성 질병 대상자일 경우 국민건강보험공단에 장기요양 인정 신청을 하면 심신의 기능 상태에 따라 장기요양 등급을 받을 수 있음
- 등급별로 지원되는 재가급여의 월 한도액 안에서 방문요양, 방문목욕, 방문간호, 주 · 야간보호, 단기보호 등의 서비스를 본인 부담금 15%를 내면 이용할 수 있음

■ 치매 가족휴가제 이용: 연간 6일간 단기보호시설 또는 24시간 방문요양을 이용하도록 국가에서 지원함

■ 국가차원의 치매대상자 지원사업의 소개와 관심을 환기시킬 것

- 중앙치매센터는 치매대상자를 돌보는 가족들의 마음건강을 돌보기 위해 온라인자가심리검사 '마음건강수첩'을 개발함
  - 온라인상에서 이루어지는 검사이므로 시 · 공간의 제약없이 24시간 언제 어디서나 이용가능함
  - 치매대상자 가족의 부양부담 요인을 다각도로 평가한 후, 가족들의 마음건강상태 검사 결과를 바탕으로 돌봄부담 경감에 도움이 되는 서비스를 연계함

- 치매상담콜센터를 통해 검사결과와 대상자 돌봄에 대해 1:1상담을 받아볼 수도 있음
- 상세보기: 중앙치매센터 홈페이지→지원→마음건강수첩https//www.nid.or.kr/quiz/quiz_intro.aspx

(4) 시설 입소도 생각해 보도록 할 것

■ 시설에는 시설의 장점이 있으며, 시설이기에 가능한 케어가 있음을 인지할 것. '시설에 들어가는 것은 나쁜 일이 아니다'라고 생각하며, 시설 입소에 대한 부정적인 인식을 버릴 것

■ 시설 입소의 고려

• 가족과 동거하는 경우: 가족이 지쳐간다면 서두는 것이 좋음. 다음과 같은 경우는 시급히 시설 이용을 검토해 볼 것
  - 배설 실패가 늘어 빨래나 이불 처리가 힘들어짐
  - 치료를 해도 몇 번이나 같은 말을 하며 흥분해 가족이 머리로는 이해해도 다정하게 대할 수 없음
  - 케어에 지쳐 가족케어자 본인이 어떻게 될 것 같음

• 독거하는 경우
  - 도우미가 식사를 준비해줘도 식사를 찾지 못함
  - 혼자 있을 때 한겨울이나 한여름의 추위·더위에 대한 온도 조절이 안될 때
  - 탈수 및 동사 혹은 터무니없는 물건에 불을 붙여 화재의 우려가 생길 때

■ 치매대상자가 이용할 수 있는 시설에는 요양시설과 요양병원이 있음

• 요양시설
  - 법적 근거: 노인복지법
  - 적용 보험: 노인장기요양보험

• 요양병원

- 법적 근거: 의료법
- 적용 보험: 국민건강보험

■ 치매대상자 입소(원) 시 발생하는 어려움

- 가족의 의견이 일치하지 못해서 오는 불화
- 다른 가족이나 주위의 사람들로부터 받는 눈총이 따가움
- 기타: 입소(원)된 대상자 방문관련 부담감, 대상자를 직접 모시지 못한 죄책감, 다양한 걱정 등

■ 좋은 요양시설 선택법

- 국민건강보험공단 노인장기요양보험 홈페이지(www.longtermcare.or.kr)에서 노인장기요양시설에 대한 정보를 검색해볼 것: 지역별, 정원별, 프로그램별, 시설의 심사평가 결과(A~E등급)까지도 조회가 가능함
- 시설의 평가등급이 모든 것을 말해주는 것은 아니므로, 여러 곳을 직접 방문하여 다음 사항을 확인해볼 것: 입소자들의 용모 · 냄새(체취) · 영양상태, 식사품질, 채광, 환기, 병실 온도와 습도, 직원들의 태도, 요양보호사 1인이 주 · 야간에 돌보는 입소자 수, 치매대상자를 위한 프로그램 유무 및 운영 실태, 건강문제 발견 및 관리상황, 입소가능 시기, 방문의 편의성 등
- 기타, 시설 선택 시 체크할 사항(안준용 외, 2014):
  - 입소 대상자의 가족들로부터 이야기를 들어 볼 것
  - 요양시설의 실제 소유주가 치매 전문가인지 알아볼 것
  - 대상자들이 돌아다니며 생기 있게 대화를 나누는지 볼 것
  - 아무리 깨끗해도 대상자들이 누워있기만 하는 곳은 피하는 게 좋음
- 여러 가지 점들을 고려하여 세심하게 관찰하되, 한 달 이상의 간격을 두고 두세 번 정도는 방문해본 후에 결정할 것

■ 요양시설 입소(원) 대상자를 위한 가족의 대처

- 입소(원)한 뒤에 치매가 더욱 악화되지 않게 하려면 치매대상자에게 심리적 안정감을 주는 게 필요함. 이를 위해 가족이 해야 할 사항은 다음과 같음
  - 대상자가 가족으로부터 버림받았다는 느낌을 받지 않게 할 것
  - 대상자를 자주 방문하여 엉덩이와 치아 위생을 점검할 것
  - 찾을 때마다 스킨십을 많이 하고 산책을 할 것
  - 대상자를 방문하기 전에 이야깃거리를 마련해 갈 것
  - 추억을 떠올릴 수 있도록 대상자가 애용하던 소품을 들고 갈 것

참고 치매대상자 가족을 위한 조언

- 치매질환에 대해 당신이 배울 수 있는 모든 것을 배우십시오.
- 이 상황을 혼자 책임질 필요가 없습니다.
- 가족과 친구들에게 그들이 당신을 위해 할 수 있는 일을 얘기하고, 보다 정직해지고, 보다 전문적이고, 보다 겸손해지십시오.
- 의미있는 교우관계를 유지하십시오.
- 당신의 건강을 살피십시오.
- 죄의식 없는 슬픔이나 분노 등은 있는 그대로 받아들이십시오.
- 실수할 수 있는 당신 자신을 용서하십시오. 당신은 그냥 평범한 사람일 뿐입니다.
- 당신이 할 수 있는 일에 대해 현실적으로 생각하십시오.
- 숨기지 마십시오. 치매는 병이지, 죄가 아닙니다.
- 항상 유머를 가지려고 노력하십시오. 웃음은 당신을 도와줄 것입니다.
- 시사에 관심을 가지고, 항상 희망을 가지십시오.

출처: 전주시보건소 http://health.jeonju.go.kr/index.jeonju?menuCd=DOM_000000102001002007

13
치매대상자와 가족의 복지서비스 활용

1. 정부의 치매관리정책

- 정부는 2008년 9월 〈치매와의 전쟁〉 선포
- 3차에 걸친 치매관리종합계획 수립, 추진
- 1차 치매관리종합계획: 2008년 발표, 정부차원에서 직접 체계적으로 치매환자를 관리하겠다고 밝힘
- 2차 치매관리종합계획: 2012년 발표, 치매에 대한 부정적인 인식의 개선, 치매관리시설 확충, 맞춤형 치료 및 보호 강화
- 3차 치매관리종합계획: 2015년 발표, 공급자 중심의 1, 2차 계획과는 달리 환자, 가족 중심의 수요자 중심 대책 추진

1) 3차 치매관리종합계획 주요내용

- 보건복지부는 2015.12.17일 정부서울청사에서 3차 치매관리종합계획을 발표함
- 그간의 계획이 광역치매센터, 치매상담콜센터 등 하드웨어 중심의 인프라 확충에 중점을 두었다면, 3차 치매관리종합계획은 지역사회 중심으로 환자와 가족의 부담을 경감시키는 소프트한 지원책을 마련하는데 중심을 둠

2) 3차 치매관리종합계획 사업방향

- 지역사회 중심의 치매 예방 및 관리
- 치매환자를 위한 진단 · 치료 · 돌봄 서비스 통합 제공
- 치매환자 가족의 부양 부담 경감
- 연구 · 통계 및 기술 인프라 확충 등 4개 분야 10개 영역에서 38개 과제를 중심으로 사업을 전개해 나가기로 함(그림 13-1)

3) 치매국가책임제로 인해 달라진 점

- 2017년 9월 18일에는 치매 부담없는 행복한 나라를 위한 치매국가책임제 발표. 환자 가족이 오롯이 짊어졌던 경제적, 정서적 부담을 지역사회 인프라와 건강보험제도를 통해 국가와 사회가 나눠지겠다는 치매관리 패러다임의 변화를 의미함

그림 13-1 제3차 치매관리종합계획('16～'20) 비전 및 목표

비전	치매환자와 가족이 지역사회에서 편안하고 안전하게 살아갈 수 있는 사회 구현		
핵심목표	· 지역사회 중심의 치매 중증도별 치매치료·돌봄 · 치매환자의 권리·안전보호와 가족 부담경감 중심의 지원체계 마련		
추진영역	지역사회 중심 치매예방 및 관리 (전국민▶고령자▶고위험군)	· **전국민 대상 치매예방 실천지원** (치매발병위험 사전관리, 치매예방실천지수 개발 · 확산, 인지훈련 컨텐츠 개발 · 확산) · **치매에 대한 부정적 인식개선 및 치매친화적 환경 조성** (치매 파트너즈, 치매안심마을, 치매극복의 날 활용) · 치매상담센터 중심의 **치매발생 3대 고위험군**(경도인지저하자, 치매진료중단자, 75세 이상 독거노인) 관리 및 치매조기발견 지원	3개 영역 11개 과제
	편안하고 안전한 치매환자 진단·치료·돌봄 (경증▶중증도▶중증▶생애말기)	· (치매치료) 치매정밀검진항목 급여화, **치매가족 상담수가 신설, 치매전문병동** 시범운영 · (경증치매 돌봄) 장기요양 5등급 개선, **치매노인 가정생활 안전지침** 개발 · 확산, **치매노인 실종방지** 지원 · (중증치매 재가 · 시설돌봄) **24시간 단기 방문요양서비스 도입, 요양시설 · 주야간보호센터 내 치매유니트 설치 · 운영** 등 · (중증 · 생애말기 지원) 저소득독거 치매노인 공공**후견제도 도입검토**	3개 영역 15개 과제
	치매환자 가족의 부양부담 경감	· 치매가족 **상담 · 교육 · 자조모임** 등 지원 · 치매가족 **심리검사** 및 상담지원, 여행 · **여가기회** 확대 · 치매가족 세제지원 및 취업지원 관련 제도안내 · 홍보 강화	3개 영역 8개 과제
	연구·통계 및 기술을 통한 지원	· 치매 연구 · 통계연보 발간 등 연구 · 통계 통합관리 역량강화 · 치매관련 현황 및 연구결과 등 근거기반 치매관리정책 수립 · 치매질환관리 및 돌봄지원 기술개발 및 상용화	1개 영역 4개 과제

출처: 보건복지부(2015)

■ 치매국가책임제 이후 달라지는 점은 다음과 같은 11가지 사항임

- 50만 치매 파트너즈를 양성하여 치매에 대한 부정적 인식을 개선하고 지역사회 봉사활동 수행
- 치매환자가 지역사회 주민들의 도움을 받으며 안심하고 생활할 수 있는 치매안심마을 조성
- '건강한 노인'의 인지건강관리 및 치매예방실천 지원
- 치매 고위험군 중심의 치매 조기발견 및 관리
- 치매가족상담수가 신설
- 치매전문병동을 통한 전문적 치매치료 · 관리
- 중증 치매환자 24시간 방문형 단기보호서비스 제공
- 요양시설 · 주야간보호센터 내 치매 유니트 설치 · 운영
- 저소득 · 독거 치매환자 대상 공공후견제도 도입검토
- 치매환자가족 온라인 자가 심리검사체계 구축
- 치매환자 가족 문화 · 여가생활 지원 확대

2. 치매관리를 위한 지원기관

1) 치매센터

(1) 중앙 · 광역치매센터

- 중앙치매센터는 국가치매관리사업의 컨트롤타워로 2012년 5월 30일 지정 및 개소
- 광역치매센터는 현재 17개 시도에 한 개소씩 위탁운영 중

(2) 치매상담콜센터

- 치매상담콜센터는 2013년 12월부터 중앙치매센터가 운영
- 국번없이 1899-9988로 24시간 치매 돌봄 및 정보상담 가능

(3) 치매안심센터

- 보건소 내에 설치 · 운영중임
- 사업목적: 치매 통합관리 서비스 제공으로 치매 중증화 억제 및 사회적 비용을 경감, 궁극적으로는 치매환자와 그 가족, 일반시민의 삶의 질 향상에 기여하고자 함(그림 13-2)

- 치매안심센터의 주요 역할
  - 상담 및 등록관리 사업
  - 조기검진사업
  - 쉼터 운영 사업
  - 가족 지원 사업
  - 치매 인식개선 · 홍보 사업

그림 13-2 치매안심센터 조직도

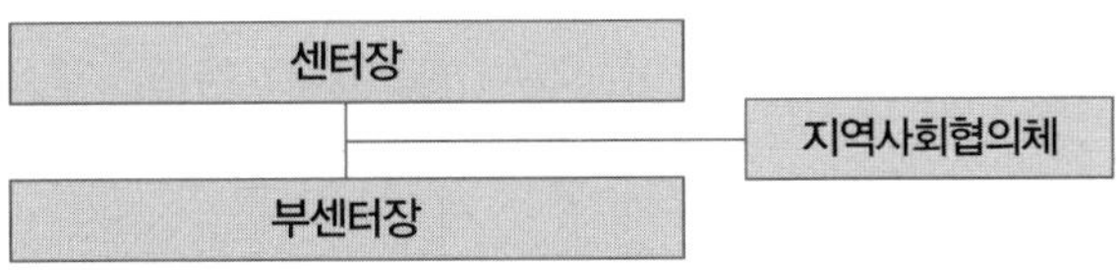

조기검진팀	등록관리팀	인식개선 · 홍보팀	가족지원 · 쉼터팀
조기검진 (선별/진단)사업 감별검진 (협약병원)사업 고위험군 집중검진사업	등록지원관리사업 집중사례관리사업 관리실적분석사업	치매인식개선사업 치매파트너사업 치매예방관리사업 고위험군인지강화사업 지역자원강화사업	돌봄부담분석사업 가족카페운영사업

출처: 보건복지부(2018a)

2) 의료기관(보건복지부 · 중앙치매센터, 2017 자료에 의거함)

(1) 병의원

- 2016년 기준 전국 병의원 수: 32,147개
- 2016년 기준 전국 정신건강의학과 및 신경과 의원: 1,091개
- 2016년 치매협약 병원: 총 677개소

(2) 요양병원

- 2016년 기준 전국 요양병원 수: 1,428개

(3) 공공의료기관

- 전체 공공의료기관 중 노인병원은 약 37%를 차지하고, 공공의료기관 종사 신경과 · 정신건강의학과 전문의 수는 686명임

3) 장기요양기관

- 2016년 기준 전국 장기요양기관 수: 19,398개
- 재가급여와 시설급여 제공 기관: 각각 14,211개소, 5,187개소

4) 노인복지자원

(1) 노인돌봄종합서비스 및 치매환자가족휴가지원

- 2016년 노인돌봄종합서비스 제공기관수: 4,454개소
- 치매환자가족휴가지원 제공기관: 전국 125개소

(2) 노인보호전문기관

- 2016년 기준 노인보호전문기관: 31개소

5) 지역사회 자원

(1) 치매파트너

- 2016년 기준 치매파트너 수: 338,019명

(2) 치매극복선도단체

- 2016년 기준: 167개소 참여

3. 치매대상자 및 가족이 이용할 수 있는 서비스

1) 검진

(1) 치매조기검진

- 보건소 치매안심센터에서 치매선별검사, 진단검사를 받을 수 있으며, 필요시 협약병원에서 감별검사를 받을 수 있음

(2) 치매고위험군 검진

- 치매고위험군(인지저하자/만 75세 이상 독거 노인/만 75세 진입자: 보건복지부, 2018b) 선별검사
- 선별검사자 중 진단검사가 필요할 경우 실시
- 치매고위험군 정밀 감별검사를 통해 치매 확진

(3) 국민건강보험공단 건강검진

- 만 66세의 경우 국민건강검진사업 생애전환기 건강진단 대상자에 해당되며, 만 70세와 74세는 일반건강검진 대상자에 해당됨

2) 치료 · 관리

(1) 치매환자 등록

- 60세 이상 추정 치매환자를 치매안심센터에 등록하여 관리함

(2) 치매치료관리비 수혜

- 60세 이상 치매안심센터 치매등록자를 대상으로 치매치료관리비를 지원함

(3) 치매치료제 처방

(4) 인지재활 프로그램 운영

- 인지재활 프로그램을 치매안심센터에서 운영함
- 노인장기요양보험제도에서 실시하는 인지활동형 방문요양 이용자를 대상으로 재가서비스 형태로 제공하기도 함

3) 케어/조호

(1) 노인장기요양보험

- 치매대상자는 등급(1~5등급) 판정 후 노인장기요양보험 수혜를 받음
- 노인장기요양보험 서비스는 재가 또는 시설 서비스를 선택할 수 있음

(2) 가족지원프로그램

- 치매안심센터 치매가족교실 참여
- 치매가족 자조모임 참여

(3) 돌봄서비스 이용

(4) 치매환자 인식표 보급

- 실종치매노인지원사업의 일환으로 치매 등으로 실종이 염려되는 어르신에게 인식표를 제작 · 보급하고 있음

(5) 배회감지기 발급

4) 예방

- 치매예방교육: 치매안심센터에서 실시함

4. 노인장기요양보험제도

1) 노인장기요양보험법

- 2007년 4월 제정 · 공포
- 2008년 7월부터 시행
- 2018. 3. 13. 일부개정, 2018. 9. 14. 시행

2) 노인장기요양보험법의 목적

- 고령이나 노인성 질병 등의 사유로 일상생활을 혼자서 수행하기 어려운 노인 등에게 신체활동 또는 가사활동 지원 등의 장기요양급여에 관한 사항을 규정하여 노후의 건강증진 및 생활안정을 도모하고 그 가족의 부담을 덜어줌으로써 국민의 삶의 질을 향상시키고자 함

3) 노인장기요양보험제도의 특징

- 건강보험제도와는 별개로 운영
- 사회보험방식을 기본으로 한 국고지원 부가방식
- 보험자 및 관리운영기관의 일원화(그림 13-3)
- 노인중심의 급여

그림 13-3 노인장기요양보험제도의 관리운영

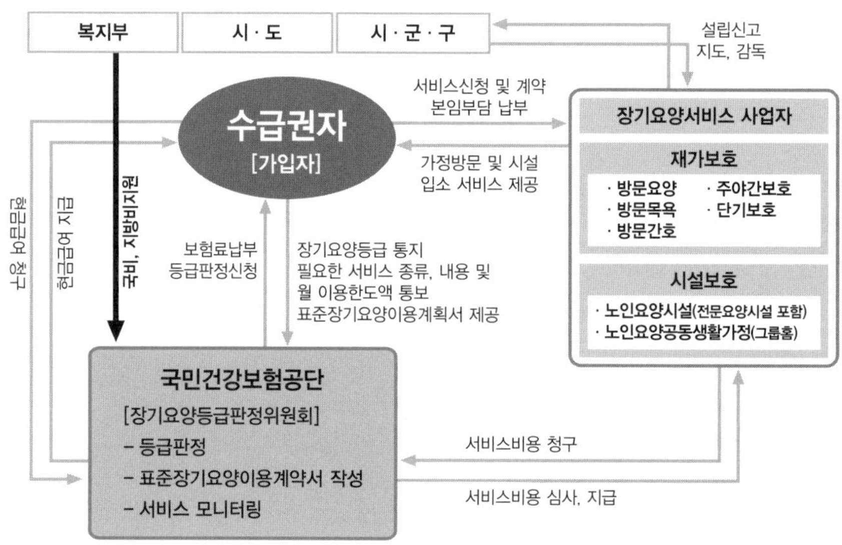

출처: 보건복지부(2018a)

4) 노인장기요양보험 적용

■ 적용대상

- 건강보험 가입자는 장기요양보험의 가입자가 됨(법 제7조제3항)
- 공공부조의 영역에 속하는 의료급여 수급권자의 경우 건강보험과 장기요양보험의 가입자에서는 제외되지만, 국가 및 지방자치단체의 부담으로 장기요양보험의 적용대상으로 하고 있음(법 제12조)

■ 장기요양인정

- 장기요양보험 가입자 및 그 피부양자나 의료급여수급권자 누구나 장기요양급여를 받을 수 있는 것은 아님
- 일정한 절차에 따라 장기요양급여를 받을 수 있는 권리(수급권)가 부여되는데, 이를 장기요양인정이라고 함
- 장기요양인정절차 중 등급판정 절차(그림 13-4)는 먼저 공단에 장기요양인정신청(그림 13-5)으로부터 출발하여 공단직원의 방문에 의한 인정조사(표 13-1)와 등급판정위원회의 심의(표 13-2) 및 등급판정(표 13-3) 그리고 장기요양인정서와 표준장기요양이용계획서의 작성 및 송부로 이루어짐

※ 장기요양인정 신청자격: 장기요양보험 가입자 및 그 피부양자 또는 의료급여수급권자 중 65세 이상의 노인 또는 65세 미만 자로서 치매, 뇌혈관성 질환 등 노인성 질병을 가진 자.

그림 13-4 장기요양 등급판정 절차

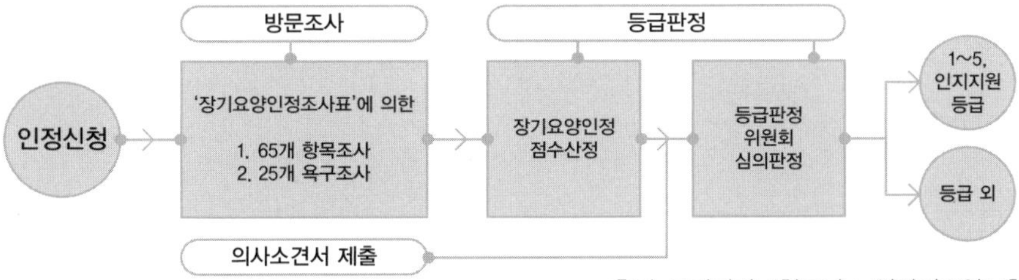

출처: 국민건강보험공단 노인장기요양보험
http://www.longtermcare.or.kr/npbs/e/b/201/npeb201m01.web?menuId=npe0000000080

그림 13-5 장기요양인정 신청자격 및 서식

장기요양인정의 신청자격

· 자격 : **장기요양보험가입자 및 그 피부양자, 의료급여수급권자**
· 대상 : **만65세 이상 또는 만65세 미만으로 노인성 질병을 가진 자**

* 노인성질병 : 치매, 뇌혈관성질환, 파킨슨 병 등 대통령령으로 정하는 질병

* 장애인 활동지원 급여를 이용중이거나 이용을 희망하는 경우 장기요양등급이 인정되면 장애인 활동지원 신청 또는 급여가 제한됨.(장애인활동지원 문의 : 국민연금공단 ☎ 1355)

* 단, 장애인 활동지원 신청 또는 급여 이용의 목적으로 인정된 장기요양등급은 포기할 수 있도록 등급포기절차 신설('15.9.1 시행)

장기요양인정의 신청
(노인장기요양보험법 제13조)

· 신청장소 : **전국 공단지사(노인장기요양보험운영센터)**
· 신청방법 : **공단 방문, 우편, 팩스, 인터넷**

※ 갱신신청의 경우 유선으로도 신청이 가능 합니다. 이 경우 신청서는 제출하지 않아도 되며, 통화자의 신분확인 절차를 거친 후에 신청이 가능합니다. ('17.1.1. 시행)

· 신청인 : **본인 또는 대리인**

※ 대리인 : 가족, 친족 또는 이해관계인, 사회복지전담공무원, 시장·군수·구청장이 지정하는 자 (대리 신청할 때 대리인 본임임을 확인할 수 있는 신분증을 제시 또는 제출하여야 하며, 팩스 및 우편 접수 할 경우 신분증 사본을 제출)

· 제출서류 : 장기요양인정신청서

서식 다운받기 | 장기요양인정 신청하기

신청 서식 안내

· 신청서는 공단지사 또는 홈페이지(www.longtermcare.or.kr)에 접속하여 알림 · 자료실 > 자료실 > 서식자료실 > 게시물(1호의 2서식) - [별지 제1호의 2서식]을 다운받으시면 됩니다.

· 의사소견서 제출기한 (노인장기요양보험법 시행규칙 제2조~4조)
- 만65세 이상 노인 : 등급판정위원회에 자료 제출 전까지
- 만65세 미만 중 노인성 질병을 가진 자 : 신청서 제출 시

출처: 국민건강보험공단 노인장기요양보험
http://www.longtermcare.or.kr/npbs/e/b/201/npeb201m01.web?menuId=npe0000000080

표 13-1 장기요양인정 조사표

<table>
<tr><th>영역</th><th colspan="5">항목</th></tr>
<tr><td>신체기능
(12항목)</td><td colspan="2">옷벗고 입기
식사하기
일어나 앉기
화장실 사용하기</td><td colspan="2">세수하기
목욕하기
옮겨앉기
대변 조절하기</td><td>양치질하기
체위변경하기
방밖으로 나오기
소변 조절하기</td></tr>
<tr><td>인지기능
(7항목)</td><td colspan="2">단기 기억장애
날짜불인지
장소불인지
나이/생년월일 불인지</td><td colspan="3">지시불인지
상황판단력 감퇴
의사소통/전달장애</td></tr>
<tr><td>행동변화
(14항목)</td><td colspan="2">망상
환청,환각
슬픈상태,울기도함
불규칙수면,주야혼돈
도움에 저항</td><td colspan="2">서성거림,안절부절못함
길을 잃음
폭언,위협행동
밖으로 나가려함
의미가 없거나 부적절한 행동</td><td>물건 망가트리기
돈/물건감추기
부적절한 옷입기
대/소변 불결행위</td></tr>
<tr><td>간호처치
(9항목)</td><td colspan="2">기관지절개관 간호
흡인
산소요법</td><td colspan="2">경관영양
욕창간호
압성통증간호</td><td>도뇨관리
장루간호
투석간호</td></tr>
<tr><td rowspan="2">재활
(10항목)</td><td colspan="2">운동장애(4항목)</td><td colspan="3">관절제한(6항목)</td></tr>
<tr><td>우측상지
좌측상지</td><td>우측하지
좌측하지</td><td>어깨관절
고관절</td><td>팔꿈치관절
무릎관절</td><td>손목 및 수지관절
발목관절</td></tr>
</table>

출처: 국민건강보험공단 노인장기요양보험 http://www.longtermcare.or.kr/npbs/e/b/201/npeb201m01.web?menuId=npe0000000080

표 13-2 장기요양인정 심의

심의판정자료	요양필요상태심의	등급판정기준	등급판정기준
인정조사결과 의사소견서 특기사항	일상생활자립도 등급별상태상 등	1등급 : 95점이상 2등급 : 75점이상 95점미만 3등급 : 60점이상 75점미만 4등급 : 51점이상 60점미만 5등급 : 45점이상 51점미만&치매 인지지원등급 : 45점미만&치매	인정유효기간 변경 급여이용에 대한 의견제시 등

출처: 국민건강보험공단 노인장기요양보험 http://www.longtermcare.or.kr/npbs/e/b/201/npeb201m01.web?menuId=npe0000000080

표 13-3 장기요양인정점수별 등급판정

장기요양 등급	심신의 기능상태
1등급	심신의 기능상태 장애로 일상생활에서 전적으로 다른 사람의 도움이 필요한 자로서 **장기요양인정 점수가 95점 이상인자**
2등급	심신의 기능상태 장애로 일상생활에서 상당 부분 다른 사람의 도움이 필요한 자로서 **장기요양인정 점수가 75점 이상 95점 미만인 자**
3등급	심신의 기능상태 장애로 일상생활에서 부분적으로 다른 사람의 도움이 필요한 자로서 **장기요양인정 점수가 60점 이상 75점 미만인 자**
4등급	심신의 기능상태 장애로 일상생활에서 일정 부분 다른 사람의 도움이 필요한 자로서 **장기요양인정 점수가 51점 이상 60점 미만인 자**
5등급	치매환자로서(노인장기요양보험법 시행령 제2조에 따른 노인성 질병으로 한정) **장기요양인정 점수가 45점 이상 51점 미만인 자**
인지지원등급	치매환자로서(노인장기요양보험법 시행령 제2조에 따른 노인성 질병으로 한정) **장기요양인정 점수가 45점 미만인 자**

출처: 국민건강보험공단 노인장기요양보험 http://www.longtermcare.or.kr/npbs/e/b/201/npeb201m01.web?menuId=npe0000000080

5) 장기요양 급여

(1) 장기요양급여의 제공 시기

- 장기요양인정서가 도달한 날부터 장기요양급여를 받을 수 있음(단, 돌볼 가족이 없는 등 대통령령이 정하는 부득이한 사유가 있는 경우에는 장기요양인정신청서를 제출한 날 장기요양인정서가 도달되는 날까지의 기간 중에도 장기요양급여를 받을 수 있음)

(2) 장기요양급여 대상

- 1~5등급 및 인지지원등급의 장기요양 인정을 받은 자

(3) 장기요양수급자의 장기요양급여 이용

- 장기요양수급자는 시설 또는 재가 장기요양기관과 계약을 체결하고 급여 이용
- 공단은 수급자가 자율적으로 장기요양기관을 선택할 수 있도록 객관적인 정보제공 및 안내, 상담
- 장기요양인정서와 표준장기요양이용계획서에 따라 수급자와 가족이 자율적으로 장기요양기관을 선택하여 급여계약체결을 하고, 장기요양기관에서는 표준장기요양이용계획서와 계약 내용을 반영하여 세부급여제공 계획(일정)을 수립하고 급여 제공(그림 13-6)

그림 13-6 장기요양 급여

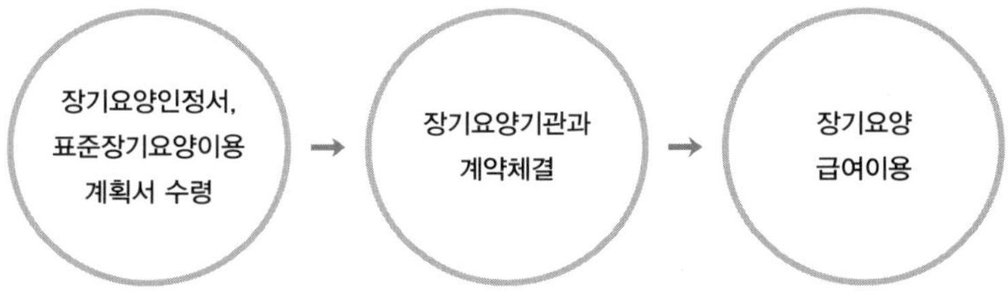
장기요양인정서,
표준장기요양이용
계획서 수령
장기요양기관과
계약체결
장기요양
급여이용

출처: 한국재가노인복지협회 http://www.kacold.or.kr/theme/basic/html/2-2_02.php

(4) 급여의 종류

- 노인장기요양보험법 제23조~제26조에 의거함
- 장기요양급여는 크게 재가급여, 시설급여, 특별현금급여로 나누어짐
- <u>2019.1.1. **변경 예정**</u>

① 재가급여

- 재가급여는 장기요양 1~5등급을 받은 65세 이상 노인 및 노인성 질병을 가진

국민에게 지원되며, 방문요양, 방문목욕, 방문간호, 주 · 야간보호, 단기보호, 복지용구 등이 포함됨. 재가급여 월한도액은 〈표 13-4〉와 같음

- 방문요양: 장기요양요원이 수급자의 가정 등을 방문하여 신체활동(목욕, 배변, 머리감기, 옷 갈아입기 등) 및 가사활동(취사, 생필품 구매, 청소, 주변정돈 등) 등을 지원하는 장기요양급여(표 13-5)
- 방문목욕: 장기요양요원이 목욕 설비를 갖춘 차량을 이용하여 수급자의 가정을 방문하여 목욕을 제공하는 급여((표 13-6)
- 방문간호: 장기요양요원인 간호사 등이 의사, 한의사 또는 치과의사(구강위생에 한함)의 지시서에 따라 수급자의 가정 등을 방문하여 간호, 진료의 보조, 요양에 관한 상담 또는 구강위생 등을 제공하는 장기요양급여(표 13-7)
- 주 · 야간보호(주 · 야간보호 내 치매전담실 포함): 수급자를 하루 중 일정한 시간 동안 장기요양기관에 보호하여 신체활동 지원 및 심신기능의 유지 · 향상을 위한 교육 · 훈련 등을 제공하는 급여(표 13-8)
- 단기보호: 수급자를 월 9일 이내 기간 동안 장기요양기관에 보호하여 신체활동 지원 및 심신기능의 유지 · 향상을 위한 교육 · 훈련 등을 제공하는 장기요양급여(표 13-9)
- 복지용구: 수급자의 일상생활 또는 신체활동 지원에 필요한 용구로서 보건복지부장관이 정하고 고시하는 제품(수동 휠체어, 전동 · 수동침대, 욕창방지 매트리스 · 방석, 목욕리프트, 이동욕조, 성인용 보행기 등)을 제공하거나 대여하여 노인장기요양보험 대상자의 편의를 도모하고자 지원하는 장기요양급여

표 13-4 재가급여 월 한도액(2018.1.1 기준)

분류	1등급	2등급	3등급	4등급	5등급	인지지원등급
월 한도액	1,396,200원	1,241,100원	1,189,400원	1,085,900원	930,800원	517,800원

※ 주 : 방문요양, 방문목욕, 방문간호, 주 · 야간보호 , 단기보호 급여를 이용하는 경우에 적용

- 기타재가급여 연간한도액
  - 급여비용 연간한도액 : 복지용구 연간 한도액 적용기간은 수급자의 유효기간 개시일로부터 1년간이며, 한도액은 보건복지부 장관이 고시하는 금액(연간한도액 160만원)
  - 연간한도액 계산방법 : 복지용구급여비용(공단부담액 + 본인부담액)은 구입과 대여를 합산한 금액으로 총액이 연간 한도액을 초과하면, 초과한 금액부터 전액 본인이 부담

출처: 국민건강보험공단 노인장기요양보험 https://www.nhis.or.kr/menu/retriveMenuSet.xx?menuId=B3500

표 13-5 재가급여: 방문요양비용(2018.1.1. 기준) (단위: 원/방문당)

분류	금액 (단위 : 원/방문당)							
	30분 이상	60분 이상	90분 이상	120분 이상	150분 이상	180분 이상	210분 이상	240분 이상
방문요양	13,540	20,790	27,880	35,200	40,000	44,220	48,110	51,710

※ 주: 1. 18시 이후 22시 이전에 급여를 제공한 경우 20% 가산, 22시 이후 06시 이전에 급여를 제공한 경우 30% 가산, 「관공서의 공휴일에 관한 규정」에 따른 공휴일에 급여를 제공한 경우 30% 가산
단, 가산이 동시에 적용되는 경우에는 중복하여 가산하지 않음
2. 방문요양 원거리교통비 : 가장 가까운 방문요양기관과 수급자의 실거주지까지의 거리에 따라 원거리교통비 가산

출처: 국민건강보험공단 노인장기요양보험 https://www.nhis.or.kr/menu/retriveMenuSet.xx?menuId=B3500

표 13-6 재가급여: 방문목욕비용(2018.1.1. 기준) (단위: 원/방문당)

분류	금액 (단위 : 원/방문당)		
	차량 이용(차량내 목욕)	차량 이용(가정내 목욕)	차량 미이용
방문목욕	72,540	65,410	40,840

※ 방문목욕 급여비용은 2인 이상의 요양보호사가 60분 이상 서비스를 제공한 경우에 산정하고, 소요시간이 40분 이상 60분 미만인 경우에는 해당 급여비용의 80%를 산정

출처: 국민건강보험공단 노인장기요양보험 https://www.nhis.or.kr/menu/retriveMenuSet.xx?menuId=B3500

표 13-7 재가급여: 방문간호비용(2018.1.1. 기준) (단위: 원/방문당)

분류	금액 (단위 : 원/방문당)		
	30분 미만	30분 이상 ~ 60분 미만	60분 이상
방문목욕	34,330	43,060	51,810

※ 주: 1. 8시 이후 22시 이전에 급여를 제공한 경우 20% 가산, 22시 이후 06시 이전에 급여를 제공한 경우 30% 가산, 「관공서의 공휴일에 관한 규정」에 따른 공휴일에 급여를 제공한 경우 30% 가산 단, 가산이 동시에 적용되는 경우에는 중복하여 가산하지 않음

2. 방문간호 원거리교통비 : 가장 가까운 방문간호기관과 수급자의 실거주지까지의 거리에 따라 원거리교통비 가산

출처: 국민건강보험공단 노인장기요양보험 https://www.nhis.or.kr/menu/retriveMenuSet.xx?menuId=B3500

표 13-8 재가급여: 주 · 야간보호비용(2018.1.1. 기준)

금액	분류	3시간 이상 ~6시간 미만	6시간 이상 ~8시간 미만	8시간 이상 ~10시간 미만	10시간 이상 ~12시간 미만	12시간이상
일반	1등급	32,020	42,920	53,390	58,820	63,070
	2등급	29,640	39,760	49,460	54,480	58,430
	3등급	27,360	36,700	45,660	50,340	53,980
	4등급	26,120	35,450	44,410	49,070	52,730
	5등급	24,870	34,200	43,150	47,820	51,470
	인지지원등급	24,870	34,200	43,150	43,150	43,150
치매전담형	1등급	–	–	–	–	–
	2등급	37,280	50,010	62,220	68,540	73,480
	3등급	34,410	46,160	57,430	63,310	67,900
	4등급	32,850	44,590	55,860	61,720	66,320
	5등급	31,280	43,010	54,280	60,140	64,750
	인지지원등급	31,280	43,010	54,280	54,280	54,280

출처: 국민건강보험공단 노인장기요양보험 https://www.nhis.or.kr/menu/retriveMenuSet.xx?menuId=B3500

표 13-9 **재가급여: 단기보호비용(2018.1.1. 기준)** (단위: 원/1일당)

분류	금액 (단위 : 원/1일당)				
	1등급	2등급	3등급	4등급	5등급
단기보호	52,830	48,940	45,200	44,000	42,810

※ 주: 단기보호 급여제공 기간은 월 9일 이내로 하며, 수급자의 특별한 요청이 있는 경우에는 1회 9일 이내의 범위에서 연간 (당해년도 1월1일부터 12월31일까지로 한다) 4회까지 연장하여 이용할 수 있음

출처: 국민건강보험공단 노인장기요양보험 https://www.nhis.or.kr/menu/retriveMenuSet.xx?menuId=B3500

② 시설급여(치매전담실, 치매전담형 노인요양공동생활가정 포함)

- 장기요양 1~5등급을 받은 65세 이상 노인 및 노인성 질병을 가진 65세 미만 국민에게 지원됨. 단 3~5등급자는 등급판정위원회가 심의하여 시설급여 대상으로 판정 받은 사람에 한하여 지원함
- 장기요양기관이 운영하는 노인의료복지시설(요양병원 제외)에 장기간동안 입소하여 신체활동 지원, 심신기능의 유지·향상을 위한 교육·훈련 등을 제공하는 장기요양급여. 시설급여 비용은 〈표 13-10〉과 같음

표 13-10 **시설급여비용(2018.1.1. 기준)** (단위: 원/1일당)

분류		금액(단위 : 원/1일당)		
		일반	치매전담형	
			가형	나형
노인요양시설	1등급	65,190	–	–
	2등급	60,490	74,600	67,140
	3~5등급	55,780	68,790	61,910
분류		금액(단위 : 원/1일당)		
		일반	치매전담형	
			가형	나형
노인요양 공동생활가정	1등급	56,960	–	–
	2등급	52,850	65,520	
	3~5등급	48,720	60,410	

출처: 국민건강보험공단 노인장기요양보험 https://www.nhis.or.kr/menu/retriveMenuSet.xx?menuId=B3500

③ 특별현금급여

- 가족요양비: 장기요양기관이 현저히 부족한 지역(도서 · 벽지)에 거주하는 자, 천재지변 등으로 장기요양기관이 실시하는 장기요양급여를 이용이 어렵다고 인정된 자, 신체 · 정신 · 성격 등의 사유로 가족 등이 장기요양을 받아야 하는 자에게 지급
- 특례요양비: 수급자가 장기요양기관으로 지정되지 않은 장기요양시설 등의 기관과 재가 또는 시설급여에 상당한 장기요양급여를 받은 경우 장기요양급여 비용의 일부를 지급
- 요양병원간병비: 수급자가 [노인복지법] 상의 노인전문병원 또는 [의료법] 상의 요양병원에 입원한 때에 장기요양에 사용되는 비용의 일부를 지급

④ 기타 재가급여

- 심신기능이 저하되어 일상생활을 영위하는데 지장이 있는 노인장기요양보험 대상자에게 일상생활 또는 신체활동 지원에 필요한 용구를 제공(구입/대여)하는 장기요양급여

(5) 등급판정 받은 치매대상자의 본인부담 비용

① 장기요양급여 비용에 대한 본인부담

- 재가급여 이용자는 당해 장기요양급여비용의 15%를 수급자가 부담함
- 시설급여 이용자는 당해 장기요양급여비용의 20%를 수급자가 부담함
- 국민기초생활수급권자는 본인부담이 없음
- 국민기초생활수급권자를 제외한 의료급여수급권자는 본인일부부담금의 50%를 감경함
- 보건복지부장관이 정하고 고시한 소득 · 재산 등이 일정 금액 이하인 자는 본인일부부담금의 50%를 감경함

② 전액 본인부담

- 노인장기요양보험법의 규정에 따른 급여의 범위 및 대상에 포함되지 아니하는 장기요양급여비용
- 장기요양인정서에 기재된 장기요양급여의 종류 및 내용과 다르게 선택하여 장기요양급여를 받은 경우 그 차액
- 월 한도액을 초과하는 장기요양급여비용
- 비급여 항목
  - 식사재료비
  - 상급침실 이용에 따른 추가비용
  - 이 · 미용비
- 비급여 항목 외 실비 수납 항목
  - 주 · 야간보호를 이용하는 수급자의 기저귀 비용
  - 원거리 외출을 위해 택시 · 버스 등 다른 교통수단을 이용하는 데 드는 비용
  - 외출 또는 병원방문을 위해 시설 또는 의료기관의 차량을 이용한 경우 소요되는 비용
  - 기호품 등 수급자의 희망에 의한 일상용품 구입비용
  - 각종 프로그램 비용
  - 기타 비용: 욕창처치, 인슐린 주사, 복막투석 등 전문간호 비용은 별도로 비용을 수납할 수 없음. 방문서비스(방문요양 · 목욕 · 간호) 제공시 요양보호사나 간호사의 교통비는 수급자 본인에게 별도로 추가 부담시킬 수 없음
- 법령에 명시된 비급여 항목 또는 상기 비용수납 가능항목을 제외하고는 일체의 비용을 받을 수 없음
- 전액 본인부담 항목에 따른 비용은 국민기초생활수급권자 및 의료급여수급권자의 경우에도 본인이 전액 부담함

(6) 부족한 간병비, 사보험으로 대비

- 개인의 형편과 사정에 맞게 가입할 것
- 노후건강보험(간병보험), 실손의료보험, 실버암, 간편심사보험, 무심사보험 등의 순으로 가입을 고려할 것

(7) 실버보험

- 암, 치매, 심장질환, 뇌혈관질환, 신부전, 간질환, 백내장, 당뇨병의 노인성 8대 질환은 물론 장기이식 수술비까지 보장하는 상품
- 노년생활보호를 목적으로 한 보험으로, 자식들이 대신 가입하는 경우가 많아 효도보험이라고도 함
- 입원비와 치료비는 물론 부모의 거동이 불편할 때 간병 자금이나 치매에 따른 진단금까지 보장 받을 수 있음

(8) 미리 상속, 노후준비 계획 수립

- 치매환자: 범죄의 대상이 되기 쉬움
- 미리 상속할 것
- 이때 내린 의사결정을 법적으로 보호받을 수 있게 하는 '성년후견제도'와 '유언대용신탁'등이 있음

(9) 성년후견인제도

- 질병이나 노령 등으로 정신적인 제약을 가진 사람이 법적 후견인을 정해 대신 재산을 관리하게 하고 치료나 요양을 돕게 하는 제도
- 2013년 7월 도입
- 성년후견인제도를 이용하려면 청구인이 법원에 성년후견 개시 심판청구서를 내야 함. 소정의 절차를 거쳐 후견 개시까지 짧게는 3개월, 길면 1년 정도가 걸림

• 치매대상자의 경우는 치매관리법 개정에 따라 '18. 9. 20부터 시행

(10) 공공후견제도

• 2018년도 제 1차 치매노인 공공후견제도 시행방안을 논의함
• 치매노인 공공후견제도는 정부가 '치매국가책임제'의 일환으로 추진하고 있으며, 정신적 제약으로 의사결정에 어려움이 있고 금융사기 등에 취약한 치매노인의 의사결정권을 보호하기 위한 제도임
• 이에 대한 내용을 담아 2017년에 개정된 치매관리법이 시행되는 2018년 9월부터 각 지자체는 치매노인 공공후견사업의 시범운영을 거쳐 확대할 예정임
• 공공후견 대상자는 중등도 이상의 치매가 있으면서 그 권리를 적절히 대변해줄 가족이 없는 기초생활수급자 등 저소득층 65세 이상 노인임

(11) 유언대용신탁

• 금융회사가 고객이 살아 있는 동안 자산 관리 서비스를 통해 자산 형성에 도움을 주며, 사후에는 계약 체결 시 정해둔 고객의 의사에 따라 재산을 상속해주는 제도로, 재산을 둘러싼 자녀의 다툼을 막을 수 있음

(12) 경증치매환자를 위한 '신탁상품'도입 검토

• '경증 치매자'의 경우, 정부(노인장기요양보험)와 민간 금융사에서 보호받지 못하는 사각지대에 놓여 있어 도입이 검토됨

참고 **노인복지시설의 종류(노인복지법: 2018.3.13. 일부개정, 2018. 9. 14 시행)**

1. 노인주거복지시설
- 양로시설: 노인을 입소시켜 급식과 그 밖에 일상생활에 필요한 편의를 제공함을 목적으로 하는 시설
- 노인공동생활가정: 노인들에게 가정과 같은 주거여건과 급식, 그 밖에 일상생활에 필요한 편의를 제공함을 목적으로 하는 시설
- 노인복지주택: 노인에게 주거시설을 임대하여 주거의 편의·생활지도·상담 및 안전 관리 등 일상생활에 필요한 편의를 제공함을 목적으로 하는 시설

2. 노인의료복지시설
- 노인요양시설: 치매·중풍 등 노인성질환 등으로 심신에 상당한 장애가 발생하여 도움을 필요로 하는 노인을 입소시켜 급식·요양과 그 밖에 일상생활에 필요한 편의를 제공함을 목적으로 하는 시설
- 노인요양공동생활가정: 치매·중풍 등 노인성질환 등으로 심신에 상당한 장애가 발생하여 도움을 필요로 하는 노인에게 가정과 같은 주거여건과 급식·요양, 그 밖에 일상생활에 필요한 편의를 제공함을 목적으로 하는 시설

3. 노인여가복지시설
- 노인복지관: 노인의 교양·취미생활 및 사회참여활동 등에 대한 각종 정보와 서비스를 제공하고, 건강증진 및 질병예방과 소득보장·재가복지, 그 밖에 노인의 복지증진에 필요한 서비스를 제공함을 목적으로 하는 시설
- 경로당: 지역노인들이 자율적으로 친목도모·취미활동·공동작업장 운영 및 각종 정보교환과 기타 여가활동을 할 수 있도록 하는 장소를 제공함을 목적으로 하는 시설
- 노인교실: 노인들에 대하여 사회활동 참여욕구를 충족시키기 위하여 건전한 취미생활·노인건강유지·소득보장 기타 일상생활과 관련한 학습프로그램을 제공함을 목적으로 하는 시설

4. 재가노인복지시설
- 방문요양서비스: 가정에서 일상생활을 영위하고 있는 노인(이하 "재가노인"이라 함)으로서 신체적·정신적 장애로 어려움을 겪고 있는 노인에게 필요한 각종 편의를 제공하여 지역사회안에서 건전하고 안정된 노후를 영위하도록 하는 서비스
- 주·야간보호서비스: 부득이한 사유로 가족의 보호를 받을 수 없는 심신이 허약한 노인과 장애노인을 주간 또는 야간 동안 보호시설에 입소시켜 필요한 각종 편의를 제공하여 이들의 생활안정과 심신기능의 유지·향상을 도모하고, 그 가족의 신체적·정신적 부담을 덜어주기 위한 서비스
- 단기보호서비스: 부득이한 사유로 가족의 보호를 받을 수 없어 일시적으로 보호가 필요한 심신이 허약한 노인과 장애노인을 보호시설에 단기간 입소시켜 보호함으로써 노인 및 노인가정의 복지증진을 도모하기 위한 서비스

- 방문 목욕서비스: 목욕장비를 갖추고 재가노인을 방문하여 목욕을 제공하는 서비스
- 그 밖의 서비스: 그 밖에 재가노인에게 제공하는 서비스로서 보건복지부령으로 정하는 서비스

5. 노인보호전문기관
   - 중앙노인보호전문기관: 지역 간의 연계체계를 구축하고 노인학대를 예방하기 위한 업무를 담당하는 기관
   - 지역노인보호전문기관: 특별시·광역시·도·특별자치도에 설치되어, 학대받는 노인의 발견·보호·치료 등을 신속히 처리하고 노인학대를 예방하기 위한 업무를 담당하는 기관
6. 노인일자리지원기관
   - 노인의 능력과 적성에 맞는 일자리지원사업을 전문적·체계적으로 수행하기 위한 전담기관
7. 학대피해노인 전용쉼터
   - 노인학대로 인하여 피해를 입은 노인을 일정기간 보호하고 심신 치유 프로그램을 제공하는 곳

14

치매대상자와 가족의 인권 보호 및 학대 예방

1. 인권 보호

1) 인권의 개요

(1) 인권이란?

- 인권이라 함은 단지 인간이라는 이유로 해서 누리는 기본적인 권리임
- 기본적인 인권은 박탈할 수도 없고, 양도할 수도 없는, 인간이 인간답게 생존할 수 있는 조건인 기본적인 권리를 뜻함
- 모든 인간에게는 태어나서부터 당연히 부여되는 권리가 있음

(2) 4대 기본적인 권리

- 생존권
- 보호권
- 발달권
- 참여권

2) 노인 인권

(1) 노인 인권이 중요시 되어야 하는 이유

- 노인의 취약성: 자기권리에 대한 인식 부족, 자기권리보호 행위 및 여건 취약

- 사회적 인식 부족: 인식 및 실천방법 부족

(2) 노인 인권과 학대 관련법

- 저출산 · 고령사회 기본법
  - 2005년 9월 시행~2014년 3월 18일 개정
  - 인구 구성의 균형과 질적 향상 실현
  - 건강하고 안정된 노후생활 도모(2조)

- 노인복지법
  - 1981년 6월 5일 제정~2016년 5월 29일 일부개정
  - 노인보호전문기관의 설치(제39조의 5)
  - 노인학대 신고의무와 절차(제39조의 6)

- 노인장기요양보험법
  - 2007년 4월 27일 제정 · 공포
  - 2008년 7월 1일부터 시행
  - 2016년 5월 29일 일부개정, 2017년 5월 30일 시행 예정
  - 만성질환 노인들의 보건복지욕구를 기본적 권리로 인식하고 해결하고자 함

- 장애인 · 노인 · 임산부 등의 편의증진보장에 관한 법률
  - 1997년 4월 10일 제정~2016년 2월 3일 일부개정

- (목적, 제1조) 장애인 · 노인 · 임산부 등이 일상생활에서 안전하고 편리하게 시설과 설비를 이용하고 정보에 접근할 수 있도록 보장함으로써 이들의 사회활동 참여와 복지 증진에 이바지함을 목적으로 제정됨 [전문개정 2015.1.28] [시행일 2015.7.29]

(3) 노인 인권의 영역

- 행복 추구권과 평등권 등의 인간존엄권
- 신체적 자유권과 사생활에 관한 자유권, 정치 · 문화 · 종교활동의 자유권, 차별과 학대를 받지 않을 권리 등을 포함하는 자유권
- 건강권, 환경권, 소득보장권, 국가와 사회로부터 부양받을 권리, 교육문화권, 노동기본권, 복지수급권 등의 사회권
- 청원권, 국가배상 청구권 등의 법 절차적 권리

3) 치매 대상자의 인권

(1) 치매대상자의 인권이 중요시 되어야 하는 이유

- 치매대상자는 여러 가지 차별을 복합적으로 경험하는 집단이므로. 특히 연령주의, 정신장애에 대한 차별, 사회적 의존자에 대한 부정적 인식 등
- 치매대상자의 특성이 과장되어 부각됨으로써 부정적 이미지와 낙인화
- 불완전한 인지능력과 의사소통능력으로 자신의 의견과 견해가 가족 등 대리응답을 통한 간접적 방식으로 수행되어 치매대상자가 대상화, 주변화되어서

(2) 치매대상자의 인권 보호 실천원칙

■ 노인복지시설에서의 인권 보호(권중돈 외, 2014)

- 차별받지 않고 평등한 처우를 받을 권리 보호

- 서비스 내용과 과정에 대해 알 권리 보호
- 신체적 제한을 받지 않을 권리 보호
- 치료 및 약물 처방에 대한 자기결정권 보호

■ 주 · 야간보호센터에서의 인권 보호(권중돈 외, 2014)

- 치매 등 질환을 이유로 차별받지 않고 평등한 처우를 받을 권리 보호
- 치매 노인에게 맞는 맞춤 프로그램을 제공받을 권리 보호
- 신체적 제한을 받지 않을 권리 보호
- 서비스 내용과 과정에 대한 정보를 안내받을 권리 보호

4) 치매대상자와 가족의 인권 보호방안

(1) 치매대상자의 인권 보호 방안

- 제도적 기반 마련
- 인권관점에 기초한 치매대상자 보건복지정책으로의 전환
- 치매대상자 인권에 대한 인식전환과 역량강화
- 치매대상자의 권익옹호 활동의 강화

(2) 치매대상자 가족의 인권과 보호 방안

- 부양부담은 부양자의 인권을 제한하거나 침해하는 중요한 요인이 되므로 치매대상자 가족의 인권을 보호하기 위해서는 부양부담을 경감시키는 것이 필수불가결함
- 가족 대상의 교육 · 지지 프로그램 및 상담 기회의 확대, 치매가족 자조모임에 대한 지원확대 등 가족을 대상으로 한 직접적인 서비스가 확대, 제공되어야 함

2. 학대 예방

1) 노인 학대

(1) 노인 학대 및 학대행위자의 정의

■ 노인 학대

- 노인에 대하여 신체적 · 정신적 · 정서적 · 성적 폭력 및 경제적 착취 또는 가혹행위를 하거나 유기 또는 방임을 하는 것을 말함(노인복지법 제1조의 2 제4호)

■ 학대행위자

- 노인복지법 제39조의 9(금지행위)에 해당되는 행위 및 그 외 학대 행위 사실이 의심되어 노인보호전문기관에 신고 · 접수되어 학대행위자로 판정된 자

(2) 노인 학대의 유형

■ 노인 학대 발생공간에 따른 분류

- 가정학대
- 시설학대
- 기타: 가정 및 시설 외의 공간 및 기타 학대행위자에 의해 발생하는 학대

■ 노인학대 형태적 분류

- 신체적 학대
- 정서적 학대
- 성적 학대
- 경제적 학대
- 방임

- 자기방임
- 유기

■ 노인 학대의 가족 유형

- 노인 부부: 학대자가 배우자
- 노인과 아들 부부: 학대자가 아들
- 노인과 아들 부부: 학대자가 며느리
- 노인과 딸 부부: 학대자가 딸
- 노인과 독신 자녀: 학대자가 아들 또는 딸
- 기타: 손자, 형제, 자매 등

■ 노인 학대의 원인별 유형

- 케어 부담 축적형
- 권력 관계 역전형
- 지배 관계 지속형
- 관계 의존 밀착형
- 정신적 장애형

(3) 노인학대의 특성

■ 노인과 관련된 특성

- 여성
- 고령
- 높은 의존성
- 알코올중독: 자활능력이나 부양능력 없어서
- 세대간 갈등
- 과거의 학대경험

• 극기형 및 분노형의 성격
• 고립
• 신체적 · 정신적 건강의 쇠퇴
• 자극적인 행동
• 기타(남아선호사상, 고부관계 변화 등)

■ 부양자와 관련된 특성
• 알코올중독
• 의료적 또는 약물 중독
• 노인성 치매
• 정서적 또는 육체적 장애
• 부양 미숙
• 경제적 고충
• 아동기때 학대받은 경험
• 스트레스
• 외부와의 연결 두절
• 성격특성(비난형, 냉담형, 비판형)
• 이해부족
• 비현실적인 기대
• 경제적인 의존

■ 가족체계와 관련된 특성
• 가족지원의 부족
• 마지못해 하는 부양
• 과밀
• 고립

- 부부간 갈등
- 경제적 압박
- 가족 내 문제
- 책임감 공유의 부조화

2) 치매대상자의 학대 현황

- 2015년 전국 29개 노인보호전문기관을 통해 신고된 학대사례는 총 3,818건이며, 학대 피해자 중 27.0%가 치매환자였음
- 2015년 치매환자 학대 사례 1,030건의 발생 장소 중 가정 내 학대가 744건(72.2%)으로 가장 높았음(보건복지부 · 중앙치매센터, 2016)
- 노인학대뿐만 아니라 치매대상자 학대 건수 역시 해마다 증가하는 추세임
- 2016년 전체 학대 중 치매(의심+진단)학대 비율은 26.0%이었음(표 14-1)
- 거주유형별로 살펴보면, 노인단독가구의 30.1%, 생활시설의 79.4%, 학대피해노인전용쉼터의 10.1%가 학대를 입었음(표 14-2)

표 14-1 치매대상자 학대 현황 (단위: 건)

구분		2012년	2013년	2014년	2015년	2016년
전체 학대사례(A)		3,424	3,520	3,532	3,818	4,280
재학대 여부	신규	3,126	3,308	3,324	3,589	4,031
	재학대 (치매의심+치매진단)	298 (–)	212 (57)	208 (63)	229 (73)	249 (60)
치매 학대 사례	치매의심	452	459	488	561	593
	치매진단	330	372	461	469	521
	계(B)	782	831	949	1,030	1,114
전체 학대사례 대비 치매학대사례 비중(B/A*100)		22.8%	23.6%	26.9%	27.0%	26.0%

주: 1) 학대사례는 신고접수 시 노인학대가 의심되어 현장조사를 실시한 후 사례판정 결과, 학대사례(응급, 비응급, 잠재적 사례)로 판정된 경우

2) 치매의심은 '치매간이조사지표(치매 선별용 한국어판 간이정신상태검사(Korea version of MMSE for Dementia Screening: MMSE-DS))나 학대피해노인의 상황에 따라 치매로 의심되는 상태
3) 치매진단은 의학적 검사를 통해 의사가 치매로 진단한 상태

출처: 중앙노인보호전문기관(2017)

표 14-2 거주유형별 치매대상자 학대 현황

<table>
<tr><th colspan="2">거주유형</th><th>치매의심</th><th>치매진단</th><th>계</th></tr>
<tr><td colspan="2">노인단독가구
(전체 1,140건)</td><td>220건
(19.3%)</td><td>123건
(10.8%)</td><td>343건
(30.1%)</td></tr>
<tr><td rowspan="3">생활
시설
(238건)</td><td>노인의료
복지시설</td><td>16건
(6.7%)</td><td>132건
(55.5%)</td><td>148건
(62.2%)</td></tr>
<tr><td>노인주거
복지시설</td><td>18건
(7.6%)</td><td>23건
(9.7%)</td><td>41건
(17.2%)</td></tr>
<tr><td>계</td><td>34건
(14.3%)</td><td>155건
(65.1%)</td><td>189건
(79.4%)</td></tr>
<tr><td rowspan="3">학대
피해노인
전용쉼터</td><td>입소자
(552명)</td><td>82건
(14.9%)</td><td>15건
(2.7%)</td><td>97건
(17.6%)</td></tr>
<tr><td>이용자
(800명)</td><td>25건
(3.1%)</td><td>15건
(1.9%)</td><td>40건
(5.0%)</td></tr>
<tr><td>계</td><td>107건
(7.9%)</td><td>30건
(2.2%)</td><td>137건
(10.1%)</td></tr>
</table>

주: 본 자료는 노인학대 예방사업실적을 취약노인지원시스템에 등록한 통계자료로써 거주유형별로 각각 산출되었기에 거주유형의 합이 100%가 아님

출처: 중앙노인보호전문기관(2017)

3) 치매대상자의 학대 이슈 및 대처

(1) 치매대상자의 신체억제

- 신체억제: 어떤 도구를 사용해, 이용자의 자유로운 움직임, 신체활동, 혹은 이용자 자신이 자신의 신체에 평소처럼 접하는 것을 제한하는 것

■ 신체억제의 범위

• 배회하지 않도록, 휠체어나 침대에 몸통 또는 팔과 다리를 끈 등으로 묶는 것
• 침대에서 떨어지지 않도록, 침대에 몸통 또는 팔과 다리를 끈 등으로 묶는 것
• 침대에서 혼자 내려오지 못하게 침대를 사이드 레일로 둘러싸는 것
• 링거 · 경관영양을 위한 튜브를 뽑지 않도록, 팔과 다리를 침대에 끈 등으로 묶는 것
• 링거 · 경관영양을 위한 튜브를 뽑거나, 피부를 긁지 않도록, 손가락의 움직임을 제한하는 미튼형(벙어리) 장갑을 끼우는 것
• 휠체어에서 미끄러지거나 일어서지 않도록, Y자형 구속대나 허리 벨트로 휠체어를 테이블에 붙여 놓는 것
• 일어설 수 있는 사람을 일어설 수 없게 만드는 의자를 사용하는 것
• 옷을 벗거나 기저귀를 빼버리지 못하도록 위 아래가 연결된 옷을 입히는 것
• 타인에게 피해를 주지 않도록 침대에 몸이나 팔과 다리를 끈 등으로 묶는 것
• 차분하게 행동하도록, 신경안정제를 과다 복용시키는 것
• 자신의 의지로는 열 수 없는 방 등에 감금하는 것

■ 신체억제에 대한 대처

• 가능한 한 신체억제를 하지 않는 방법으로 케어할 것
• 신체억제는 인간의 존엄성을 해치며, 잔존능력을 사라지도록 함

(2) 치매대상자의 말기 케어

■ 문제

• 방임
• 유기

■ 대처

• 치매대상자가 생을 존엄하게 마무리하도록 도울 것

4) 노인 및 치매대상자 학대 신고

■ 신고대상: 학대피해노인, 가족, 친지, 지역주민, 이웃, 기관(동사무소, 경찰서, 보건소, 병원, 사회복지 관련기관 등)

■ 신고의무자: 의료인, 노인복지상담원, 장애인복지시설 종사자, 가정폭력상담소 및 가정폭력피해자 보호시설 종사자, 사회복지시설 종사자, 노인장기요양기관 종사자, 119구급대원, 건강가정지원센터 종사자, 요양병원 종사자, 노인돌봄서비스 종사자, 다문화가정지원센터 종사자, 성폭력상담소 및 성폭력피해자 보호시설 종사자, 응급구조사, 의료기사 등

■ 신고시기: 알게 되거나 의심되는 '즉시'

■ 신고방법: 전화, 인터넷, 직접 방문, 서신 등

■ 신고전화: 2015년 1월부터 20종의 긴급신고전화를 통폐합함

• 범죄신고 112

• 화재와 해양사고 등 재난과 구조 · 구급 신고 119

• 노인학대, 학교폭력 등 상대적으로 시급성이 떨어지는 상담 · 민원 110

• 긴급하지 않은 노인학대 상담 · 민원 1577-1389

• 노인학대나 학교폭력도 범죄나 구급 상황인 경우 112, 119

노인학대: 긴급하지 않은 상담 및 민원 110, 1577 - 1389
긴급상황의 노인학대: 119
범죄상황의 노인학대: 112

■ 노인학대 신고: 무엇을?

- 노인의 이름, 성별, 나이, 주소, 전화번호
- 학대행위자로 의심되는 사람의 이름, 성별, 나이, 주소, 전화번호
- 신고자와 노인 및 그 가족간의 관계
- 신고자 이외에 학대사실을 확인해 줄 다른 사람의 이름, 전화번호
- 노인에게 어떤 일이 일어났으며, 노인이 입은 상처나 피해에 대한 설명
- 노인이 위험에 처해 있거나 학대를 받고 있다고 믿는 이유
- 상황이 급박한 것인지 아닌지에 대한 신고자의 견해

■ 학대사례 신고 시 업무진행도(그림 14-1)

그림 14-1 노인학대사례 업무진행도

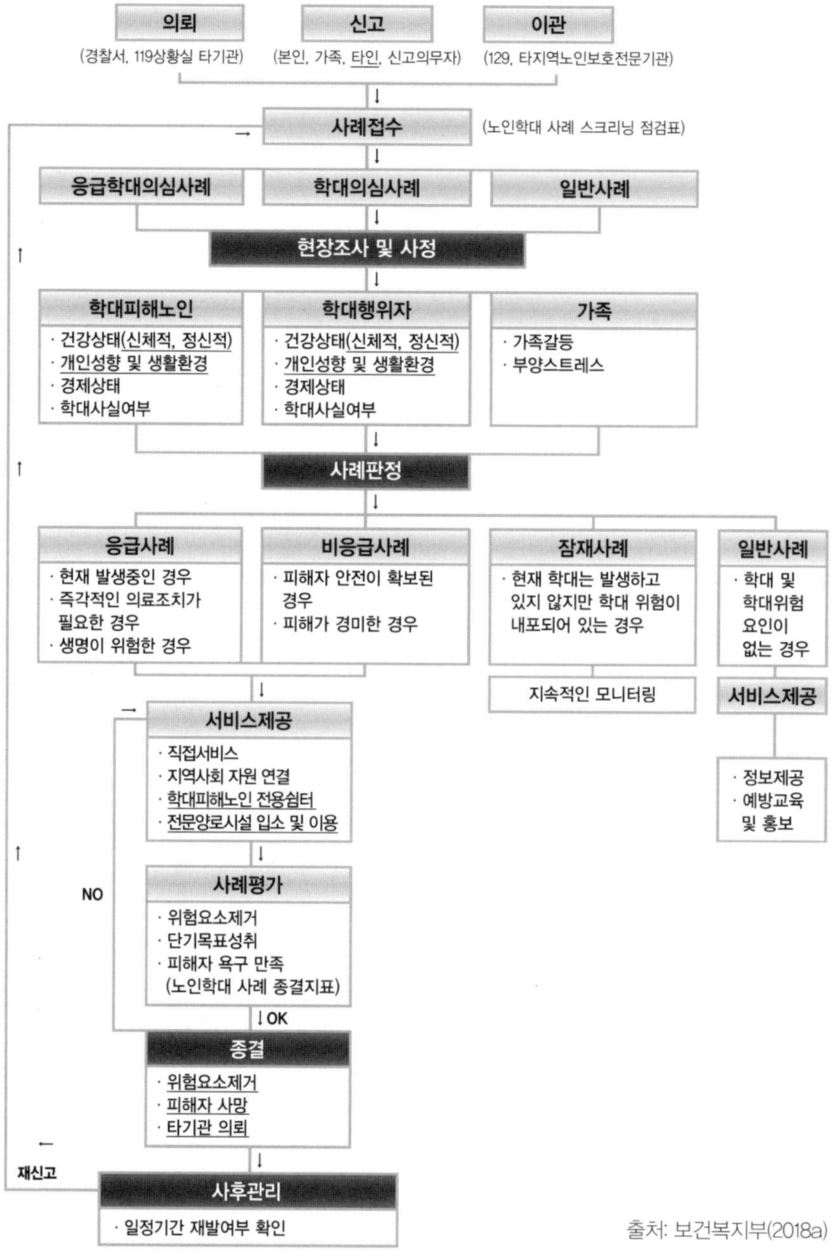

출처: 보건복지부(2018a)

참고 치매관련 영화 목록(제작연도 순)

제작연도	영화제목	제작국	상영시간	감독	출연
1992	그 아버지에 그 아들	미국	107분	테드 코체프	돈 아미시, 톰 셀렉, 앤 잭슨, 크리스틴 에버솔
1994	여인 사십	홍콩	100분	허안화	교굉, 소방방, 나가영
1996	축제	한국	107분	임권택	안성기, 오정해, 한은진, 정경순
2000	지금은 통화중	미국	94분	다이앤 키튼	리사 쿠드로, 멕 라이언, 월터 매튜, 다이앤 키튼
2001	소중한 사람	일본	111분	마츠이 히사코	하라다 미에코, 요시유키 카즈코, 토미즈 마사, 타노 아사미
2001	아이리스	영국 외	90분	리차드 에어	주디 덴치, 케이트 윈슬렛, 짐 브로드벤트, 휴 보네빌
2004	내머리속의 지우개	한국	117분	이재한	정우성, 손예진
2004	노트북	미국	123분	닉 카사베츠	라이언 고슬링, 레이첼 맥아담스, 제임스 가너, 제나 로우랜즈
2006	내일의 기억	일본	121분	츠츠미 유키히코	와타나베 켄, 히구치 카나코, 후키이시 카즈에, 사카구치 켄지
2006	어웨이 프롬 허	캐나다	110분	사라 폴리	고든 핀센트, 줄리 크리스티, 올림피아 듀카키스
2011	그대를 사랑합니다	한국	118분	추창민	이순재, 윤소정, 송재호, 김수미
2012	아무르	프랑스 외	127분	미카엘 하네케	장-루이 트린티냥, 엠마누엘 리바, 이자벨 위페르, 알렉상드르 타로
2012	해피엔딩 프로젝트	캐나다	103분	마이클 맥고완	제임스 크롬웰, 주느비에브 부졸드, 캠벨 스코트, 줄리 스튜어트
2013	깡철이	한국	108분	안권태	유아인, 김해숙
2013	그 노래를 기억하세요?	미국	78분	마이클 로사토-베넷	다큐멘터리
2014	스틸 앨리스	미국	101분	리처드 글랫저, 워시 웨스트모어랜드	줄리안 무어, 알렉 볼드윈, 크리스틴 스튜어트, 케이트 보스워스
2014	장수상회	한국	112분	강제규	박근형, 윤여정
2016	살인자의 기억법	한국	118분	원신연	설경구, 김남길, 설현, 오달수
2017	엄마의 공책	한국	103분	김성호	이주실, 이종혁

| 참고문헌 |

강연욱, 나덕렬, 한승혜(1997). 치매노인들을 대상으로 한 K-MMSE의 타당도 연구. 대한신경과학회지. 15(2), 300-307.

고은주, 박상수(2015). 자동배설처리기 기술 및 상품화 현황. 재활복지공학회논문지, 9(2), 169-175.

국가연명의료 관리기관 https://www.lst.go.kr/main/main.do

국가인권위원회 http://edu.humanrights.go.kr/academy/eduinfo/eduDataView.do

국민건강보험공단 노인장기요양보험 https://www.nhis.or.kr/menu/retriveMenuSet.xx?menuId=B3000

국회예산정책처(2014). 치매관리사업의 현황과 개선과제.

국회예산정책처(2017). 인구구조 변화와 사회안전망 정책분석 I .

권용철, 박종한(1989). 노인용 한국판 Mini-mental State Examination(MMSE-K)의 표준화 연구-제 1편: MMSE-K의 개발. 신경정신의학, 28(1), 125-135.

권중돈(2004). 치매환자를 위한 프로그램의 실제. 현학사.

권중돈(2012). 치매환자와 가족복지: 환원과 통섭. 학지사.

권중돈, 이은영, 박현주, 이은주, 정희남(2014). 노인인권 길라잡이. 국가인권위원회.

김기웅 외(2009). 치매 진단 도구의 표준화. 분당서울대병원.

김도관(2000). BPSD의 정신증적 증상. 노인정신의학, 4(1), 3-11.

김동원(2018). NT로봇, 환자들을 위한 식사 로봇과 웨어러블 보행 로봇 전시. 2018년 10월 13일자 Hello T 첨단뉴스. http://www.hellot.net/new_hellot/magazine/magazine_read.html?code=201&sub=004&idx=43177

김미혜, 권금주, 임연옥(2004). 노인이 인지하는 '좋은 죽음'의미 연구. 한국사회복지학, 56(2), 195-213.

김상윤(2004). 치매의 행동심리증상. 대한치매학회지, 3(1), 14-17.

김승업(1997). 치매, 알츠하이머병. 삶과 꿈.

김양래(2014). 우리 엄마 84.6세까지 치매 막아 드리는 42가지 방법. 고래북스.

김영숙(1998). 노망은 들어도 마음은 살아있다. 하나의학사.

김영은(2010). 운전시뮬레이터를 이용한 인지기능저하 노인집단의 운전 수행 특징. 경북대학교 대학원 석사학위논문.

김희연 외(2013). 한국 노인의 4중고, 원인과 대책. 경기개발원구원.

나덕렬(2012). 뇌미인. 위즈덤스타일.

나덕렬(2015). 뇌미인 트레이닝. 도서출판 뇌미인.

남궁운(2004). 노년기 자원봉사활동이 노인 사고감 해소에 미치는 영향, 지역학연구, 3(1), 171-207.

낸시 L. 메이스, 피터 V. 라빈스 저/ 안영옥 역(2012). 36시간 길고도 아픈 치매가족의 하루. 조윤 커뮤니케이션.

노인복지법(2018) http://www.law.go.kr

노인요양서비스 전문인력 양성 사업단(2008). 노인안전 관리 지침 및 예방 매뉴얼.

대한간호협회(2011). 치매 전문 인력 교육 교재.

대한심폐소생협회(2018). 기본소생술. 군자출판사.

대한치매학회 신경행동연구회(2017). 치매의 신경행동증상. 대한의학.

도로교통공단 사이버 교통학교 http://cyedu.koroad.or.kr/selftest/link.do?mn=03

미국 은퇴자협회 http://www.aarp.org

박종한, 권용철(1989). 노인용 한국판 Mini-Mental State Examination(MMSE-K)의 표준화 연구-제2편: 구분점 및 진단적 타당도. 신경정신의학, 28(3), 508-513.

병원간호사회(2013) http://www.khna.or.kr

보건복지부 http://www.mohw.go.kr

보건복지부(2015). 제3차 치매관리종합계획('16~'20).

보건복지부(2017). 치매안심센터 사업안내.

보건복지부(2018a). 2018 노인보건복지사업 안내(1권).

보건복지부(2018b). 2018 치매정책 사업안내.

보건복지부 · 분당서울대병원(2011). 치매노인실태조사.

보건복지부 · 중앙치매센터(2015a). 헤아림 1권: 치매알기.

보건복지부 · 중앙치매센터(2015b). 헤아림 2권: 돌보는 지혜.

보건복지부 · 중앙치매센터(2015c). 헤아림 3권: 치매 알짜정보.

보건복지부 · 중앙치매센터(2016). 대한민국 치매현황 2016.

보건복지부 · 중앙치매센터(2017). 대한민국 치매현황 2017.

보건복지부 · 중앙치매센터(2018). 나에게 힘이 되는 치매 가이드북.

보건복지부 · 질병관리본부 · 대한심폐소생협회(2016). 2015한국심폐소생술 지침.

산업안전 관리공단 http://www.koshaor.kr

서울소방재난본부 http://fire.seoul.go.kr/pages/cnts.do?id=226

성병주, 고성희, 이영희(2016). 신체억제에 대한 요양보호사의 인식과 태도. 디지털융복합연구, 14(9), 495-504.

소방청(2011) https://www.fdma.go.jp/html/life/kyuukyuusya_manual/pdf/2011/korean.pdf

순덕기(2012). 치매노인 부양자의 부양부담에 영향을 미치는 요인에 관한 연구. 복지경영학연구, 1, 167-200.

신학진(2012). 노년의 4대 고통이 심리적 요인을 매개로 자살생각에 이르는 경로모형, 노인복지연구, 57호, 357-380.

안준용, 석남준, 박상기(2014). 치매, 이길 수 있는 전쟁. 비타북스.

양희(2017). 한미 노인의 주관적 연령 인식과 노화불안이 생활만족도에 미치는 영향. 한서대학교 대학원 박사학위논문.

오병훈(2002). 치매: 치매 이해와 치료의 바른 길잡이. 무지개사.

오병훈, 전진숙(2000). 사랑하는 이가 치매에 걸렸을 때. 하나의학사.

오오쿠니 미치코 저/ 황재영 역(2014). 그림으로 보는 치매이야기. 노인연구정보센터.

올리버 색스 저/조석현 역(2016). 아내를 모자로 착각한 남자. 알마.

요네야마 기미히로 저/ 황소연 역(2010). 젊은 뇌로 돌아가는 두뇌훈련 30. 도서출판 전나무숲.

우라카미 가쓰야 저/ 이해영 역(2015). 치매, 알면 이긴다. 도서출판 기파랑.

우종인 외(2009). 장애노인과 치매환자를 위한 조호기술. 도서출한 원.

우종인 외(2010). 치매관리법안 마련을 위한 연구 보고서.

우치다병원 인지증 서포트팀 저/ 박민희, 양서희 역(2016). 치매 환자와 가족 모두가 편해지는 인지증(치매) 케어 비결. 북마크.

윌리엄 로드맨 쉔클, 다니엘 아멘 저/ 신정호 역(2005). 알츠하이머 치매의 예방과 치료. 고려의학.

유경(2008). 죽음준비학교. 서울: 궁리.

유정숙(2013). 노인요양시설 화재 안전성 측면에서의 취약요인 및 개선방안연구: 이용자 특성을 중심으로. 서울시립대학교 도시과학대학원 석사학위논문.

윤승천(2016). 치매 2016. 건강신문사.

이광자 외(2014). 인간관계와 의사소통의 실제. 신광출판사.

이동영 외(2002). Mini-Mental State Examination의 한국 노인 정상규준 연구. 신경정신의학, 41(3), 508-525.

이옥진 외(2017). 치매환자의 낙상 방지를 위한 주거환경 만들기. 중앙치매센터.

이혜자(2006). 재가 치매노인 주부양자의 부양부담 실태 및 영향요인. 대한케어복지학, 2(1), 33-60.

일본인지증케어학회 저/ 황재영 역(2010a). 치매케어텍스트북 II 총론. 노인인구정보센터.

일본인지증케어학회 저/ 황재영 역(2010b). 치매케어 텍스트북 III 각론. 노인연구정보센터.

임응순(2009). 노인복지시설의 효율적인 안전 관리 방안에 관한 연구. 한영신학대학교 대학원 박사학위논문.

장상근(2003). 치매. 신원문화사.

전주시보건소 http://health.jeonju.go.kr/index.jeonju?menuCd=DOM_000000102001002007

정수경, 최병목, 이현송(2006). 치매 간병의 지혜. 메디시언.

조규남(2017). 알피에스엠, 일 배설처리 로봇 국내 출시. 2017년 4월 24일자 로봇신문 http://www.irobotnews.com/news/articlePrint.html?idxno=10464

중앙노인보호전문기관(2017). 2016 노인학대 현황보고서.

중앙치매센터 http://www.nid.or.kr

최영희 외(2014). 노인과 건강 5판. 현문사.

최희경(2017). 노인복지연구, 72:1, 69-91.

최희경(2017). 치매인을 위한 인권중심 사회복지실천의 방향과 방안에 대한 연구.

통계청(2015). 2015 고령자 통계.

통계청(2017). 2017 고령자 통계.

하세가와 가즈오 저/조추용, 최현자 역(2002). 치매 예방과 케어. 창지사.

하시즈메 고지 저/ 박인용 역(1997). 치매의 예방과 치료. 아침나라.

한국재가노인복지협회 http://www.kacold.or.kr

한국치매예방협회(2018) http://www.chimae.or.kr/new_sub3_3.php

한국치매협회(2000). 치매 조기 발견의 이론과 실제: 알쯔하이머병을 중심으로. 하나문화사.

한설희(2004). 치매의 행동심리증상의 개관. 대한치매학회지, 3(1), 1-4.

한설희(2013). 나 치매아냐? 싸이프레스.

현대건강연구회 편(1997). 치매 예방과 치료법. 태을출판사.

호스피스 · 완화의료 및 임종과정에 있는 환자의 연명의료결정에 관한 법률(2016) www.law.go.kr

후레디 마쯔가와 저/ 김현훈 역(2012). 치매에 걸리는 사람 걸리지 않는 사람. 공동체.

후카츠 료 · 사이토 마사히코 저/ 황재영 역(2012). 약없이 치료하는 치매. 노인연구정보센터.

Blazer D (1998). Emotional Problems in Later Life : Intervention Strategies for Professional Caregivers. New York : Springer Publishing Company.

Cohen U & Weisman G 저/ 정무웅, 정혁진 역(2003). 건축환경디자인과 노인성치매. 기문당.

Lloyd M & Bor R 저/ 김선, 박주현, 허예라 역(2008). 의료 커뮤니케이션, 제2판. 아카데미프레스.

Palmore E (2015). Ageism Comes of Age. J Gerontol B Psychol Sci Soc Sci, 70(6), 873-875.

Perkins GD, Handley AJ, Koster RW, Castrén M, Smyth MA, Olasveengen T, et al. (2015). Adult basic life support and automated external defibrillation section Collaborators. European Resuscitation Council Guidelines for Resuscitation 2015: Section 2. Adult basic life support and automated external defibrillation. Resuscitation, 95, 81-99.

Ryff CD (1989). Beyond ponce de leon and life satisfaction: New directions in quest of successful ageing. International Journal of Behavioral Development, 12(1), 35-55. http://dx.doi.org/ 10.1177/016502548901200102

Tideiksaar R 저/ 윤종철 외 역(2012). 노인낙상 예방과 관리. 도서출판 원.

Yoost BL, Crawford LR 저/오혜경, 이광옥 외 편역(2018). 기본간호학. 현문사.

치매 강의노트

지은이 고성희, 이영희
펴낸이 고동호
펴낸곳 전북대학교출판문화원

초판 1쇄 인쇄 2019. 1. 25
초판 1쇄 발행 2019. 1. 31

전북대학교출판문화원 전라북도 전주시 완산구 어진길 32(풍남동2가)
전화(063) 219-5322
FAX(063) 219-5323
출판등록 2012년 8월 20일 제465-2012-000021호

값 16,000원

ISBN 979-11-6372-016-4 03510

이 도서의 국립중앙도서관 출판예정도서목록(CIP)은 서지정보유통지원시스템 홈페이지(http://seoji.nl.go.kr)와 국가자료종합목록시스템(http://www.nl.go.kr/kolisnet)에서 이용하실 수 있습니다. (CIP제어번호 : CIP2019002412)